子どもの不正咬合

― 一般歯科医に伝えたい**考え方と早期発見のポイント**㊴ ―

井上 裕子 著

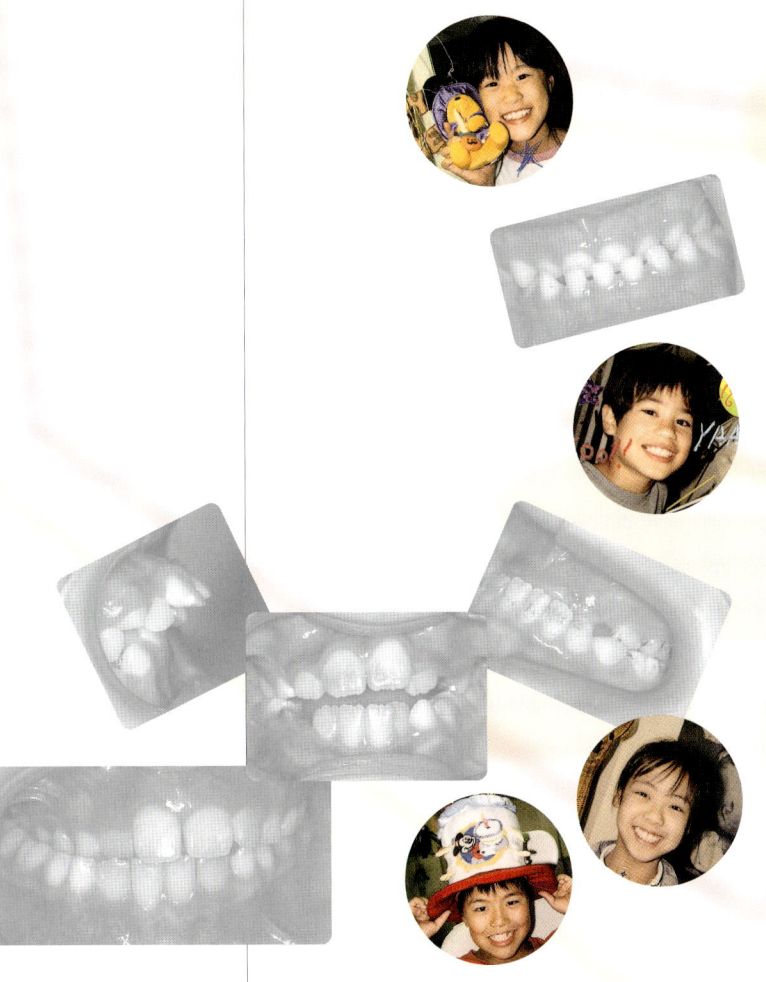

クインテッセンス出版株式会社　2009

Tokyo, Berlin, Chicago, London, Paris, Barcelona, Istanbul, Milano, São Paulo, Moscow, Prague, Warsaw, New Delhi, Beijing, and Bukarest

クインテッセンス出版の書籍・雑誌は，歯学書専用通販サイト『歯学書.COM』にてご購入いただけます．

PCからのアクセスは…
歯学書 検索

携帯電話からのアクセスは…
QRコードからモバイルサイトへ

推薦のことば

　昭和40年代の日本では，子どものむし歯が氾濫して歯科医院で対応しきれなくなり，各県の行政機関に「歯の110番」が設けられたことがあった．今日の小児科，産婦人科の問題にも似た騒ぎであった．
　子どものむし歯はようやく減少したが，代わって噛めない子，歯並びの悪い子が増えている．口腔の咀嚼・嚥下の機能に問題のある子や，歯列・咬合に問題のある子が増えているのは困ったことである．

　最近の若い人には，足が長く，いかり肩で，コガオ(小顔？)の人が多い．顔の特徴として，目が大きくて，鼻が高く，頬骨や顎骨が角張っていない．そして歯列の幅が狭く，歯が込み合って，咬み合わせは浅かったり，深かったり，前後左右にズレたりしている．舌の動きが緩慢で嚥下時に舌が十分に挙上せず，途中で水を飲まないと食事ができない．
　姿勢が悪く，立つと何かに寄りかかり，机に向かうと頬杖をつく．姿勢を支える全身の筋と骨格の発育が華奢で，それが頚筋・顎筋・表情筋・頭筋の機能不全と頭頚部の骨格の異常に連なっている．これらの背景には，近年の子育てのあり方が影響していると疑われる．

　子どもの不正咬合への対応は，矯正歯科医によって同じではない．精巧な矯正装置を使って歯や顎を効率的に動かそうとする先生たちは，永久歯咬合期まで待って一気に改善することを推奨する．一方，口腔や顔面の筋機能の改善を重視する先生たちは，混合歯列期に矯正治療を始め，永久歯咬合期になって必要があれば，もう一度矯正治療をするという二段階治療を推奨する．
　本書を書かれた井上裕子先生は，後者を推奨する．何故か．
　口と顔の機能の問題は子どもの発育過程で生じるので，早期に発見し，適切な指導や処置を行って発育の軌道を修正することに大きな意味がある，と考えておられるからである．このことは序文にも熱く書かれているので，是非お読みいただきたい．子育ての基本にかかわる大切な考え方で，本書を推薦する最大のポイントでもある．

　歯科健診の場や，家族の方からの相談を受けて，子どもの口に起きたおかしな現象を最初に知るのは一般歯科医である．そのとき判断に迷うことがあれば，信頼できる矯正歯科医と相談すれば患者と歯科医の両方にとって安心である．そのような安心のネットワーク作りが，いま求められていると思う．

2009年 春

鹿児島大学名誉教授　伊藤 学而

はじめに

　矯正歯科専門で開業していると，「子どもの頃に治療してあげたら良かったのに」と思う成人の患者さんに出会うことが少なくない．事情があって矯正治療を受けられなかった方もおられると思うが，誰にも気づかれないまま，あるいは気づいても放置されたために，重症の不正咬合になってしまった患者さんもおられるのである．

　学校の歯科健診で，不正咬合や顎関節の問題も調べるようになって10年以上経つが，判定基準に十分なコンセンサスが得られておらず，戸惑っておられる歯科医師も多い．また，「矯正治療は自費であるので，保護者の負担を考えると不正咬合の判定は控えるほうが良い」という意見もあるが，不正咬合に対する見方を少し変えていただければと思っている．たとえば，不正咬合に対してはその存在にまず気づいていただき，原因となる悪習癖などへのアドバイスを行って，矯正治療を行うかどうかの判断は保護者に任せるといったアプローチが望ましいと考えるからである．

　経済的な事情を抱える保護者には迷惑かもしれないが，知らせてもらえたら悪習癖を注意したのに，矯正治療を受けさせてやれたのに，という保護者も少なくないだろう．最近では，学校健診で不正咬合を指摘してもらえなかったことに対して不満を示す保護者もおられる．う蝕の治療勧告との違いを理解して，不正咬合に対しても的確な判断と説明をすることが求められているのである．

　そこで，学校健診や一般の歯科診療の際に，子どもの歯並びのどういう点に着目すべきか，それを放置した場合にはどうなるのか，矯正歯科医はどのような考えでどんな治療を行っているのか，それらを知っていただくことを目的として本書を執筆した．また，子どもの矯正治療を手がけるなら，どういう点を考慮しなければならないか，安易に矯正治療を始めて子どもたちに悲しい思いをさせることがないように，十分留意していただきたいとの願いも込めて執筆した．

　矯正治療には，顎顔面の成長発育期に行う一期治療とそれ以降に行う二期治療に分ける考え方と，一期治療は原則として行わず二期治療を中心に行う考え方とがある．両者の考え方については第2章で述べるが，一期治療を行って良かったか否かは，顎顔面の成長発育がほぼ終わる高校3年生頃にならないとわからない．しかも一期治療の成果は顎口腔の機能や，子どもや保護者の熱意によっても左右されると思われ，その有効性を客観的に評価することは難しい．

　筆者は大学病院矯正科で約10年，矯正歯科医院を開業して約20年，子どもたちの矯正治療に携わってきた．そしてようやく見えてきたのが顎口腔の機能を重視し，子育ての感覚を矯正歯科治療に取り入れることの大切さである．筆者が今，一期治療に積極的に取り組

んでいるのはそのためであり，それをこの本に書き綴った．

　顎口腔の機能は咀嚼，嚥下，呼吸など，どれをとっても子どもの顎顔面の成長発育に大きな影響を与え，矯正治療の結果にも現れる．筆者は，1998年にZickefooze夫妻と高橋治・未哉子夫妻によるサクラメントのインオフィスコースに参加したことをきっかけに，口腔筋機能療法に取り組み始めた．顎口腔の機能の評価は難しく，これを取り入れた治療の効果をエビデンスとして表すのは簡単ではない．しかしその重要性は，やがて証明されると考えている．

　患者さんの親子には，いつしか筆者と自分の二児との関係を重ね合わせて接してきた．かわいい小学生がやがて生意気な中学生になり，ちょっと大人っぽい高校生になっていく．反抗期の子どもの家庭がどういう状況にあるか，自分の子どもたちを通じて学んだことは大きかった．しかも子どもたちはみな，それぞれの個性をもっている．可撤式の矯正装置が好きな子と嫌いな子，固定式の矯正装置が好きな子と嫌いな子など，さまざまである．同じ矯正装置でも自分から楽しく使うのと，いやいや使うのでは，子どもの負担の大きさも違う．

　年齢も個性も異なるさまざまな子どもたちと接してきて，いつの間にか一期治療は子育てと同じだと感じるようになった．子育てに誰にも当てはまる正解がないように，一期治療にも誰にも当てはまる正解がない．第7章で述べるが，エビデンスに基づいた正確な診断と治療方針のうえに(evidence based medicine：EBM)，一人ひとりの物語を重ねることによって(narrative based medicine：NBM)，子どもたちの矯正治療は成功する．

　矯正治療が子どもたちにとって成功体験となるか，苦痛だけに終わるか，その違いは大きい．本書に示した症例から十分なエビデンスを引きだすには無理があるが，一般歯科医と保護者が子どもたちの矯正治療のことを考えるときの参考になれば幸いである．子どもの不正咬合の問題を発見し，より少ない負担で，より大きい利益をもたらす矯正治療を提供することに少しでも役立てることを願っている．

　最後に，いつも筆者を元気にしてくれるイノウエ矯正歯科の子どもたち，なかでも写真の掲載を快諾してくださったお友だちと，筆者を支えてくれているスタッフと主人，本書の編集にご苦労くださったクインテッセンス出版の鵜川征代氏に深謝して，筆を置かせていただく．

2009年 早春

井上 裕子

CONTENTS

Chapter 1　一般歯科医からのアドバイスが重要

- ポイント 1：たかが指しゃぶりでも，放置すれば外科的矯正治療の症例となることもある　10
- ポイント 2：鼻閉・口呼吸が交叉咬合，反対咬合，開咬をつくりだすこともある　14
- ポイント 3：扁桃肥大が開咬の原因となっていることもある　16
- ポイント 4：食べ物・食べ方が不正咬合をつくりだすこともある　18
- ポイント 5：舌・口唇の機能の問題が形態に及ぼす影響についての考え方　23
- ポイント 6：頬杖・寝るときの癖が骨格の成長を変えることもある　26
- ポイント 7：習癖が原因である場合はアドバイスだけで治ることもある　28
- ポイント 8：乳歯反対咬合を治療するかどうか？　30

Chapter 2　矯正歯科医は一期と二期の治療をどう考えているか

- ポイント 9：一期治療と二期治療とは？　32
- ポイント10：一期治療の開始時期と考え方　33
- ポイント11：二期治療の開始時期と考え方　35

Chapter 3　問題発見のための着目ポイント —骨格の問題—

- ポイント12：骨格の成長発育に関する問題発見が重要　38
- ポイント13：非対称の発見を一番に　39
- ポイント14：早期に対応したい出っ歯と反対咬合とは？　46
- ポイント15：開咬は咀嚼・嚥下のコントロールが重要　56
- ポイント16：過蓋咬合は顎関節症を起こしやすい　58

Chapter 4　問題発見のための着目ポイント —歯の萌出の問題—

- ポイント17：永久歯の萌出の問題も要チェック　60
- ポイント18：下顎前歯の萌出状況をどう判断するか？　61
- ポイント19：上顎前歯の萌出が引き起こす問題，歯肉退縮と顎位の変化　64

ポイント20：片側だけ萌出し，反対側の同名歯が萌出していないときは要注意
　　　　　　―上顎中切歯，上顎犬歯，下顎犬歯，上顎小臼歯―　68
ポイント21：両側性に歯胚の位置の問題を生じている場合もある　79
ポイント22：第一大臼歯と第二大臼歯萌出時の問題　80

Chapter 5　子どもの顎関節症をどう考えるか

ポイント23：成人の顎関節症との共通点と相違点　88
ポイント24：子どもの頃の対応が惜しまれる症例に遭遇する　90
ポイント25：子どもの顎関節症に対応できた上顎前突症例　92
ポイント26：開咬症例では，自覚症状がなくても下顎頭の吸収を認めることがある　93
ポイント27：非対称は顎関節症をともなうことが多い　94
ポイント28：過度の咬耗に要注意　96
ポイント29：顎関節部の先天的な形態異常もある　98
ポイント30：下顎頭の発育の差はこんなにある　100
ポイント31：抜歯して矯正治療をすると顎関節症になるか？　101
ポイント32：顎関節症の子どもや若者を減少させるために　102

Chapter 6　カリエスリスクとペリオリスクのアドバイスも

ポイント33：カリエスリスクに応じたアドバイス　104
ポイント34：リスク判定のためのバイトウィングの活用　105
ポイント35：子ども自身にも動機づけ　106

Chapter 7　子どもと保護者への接し方

ポイント36：一期治療は子育てと同じ　108
ポイント37：EBMとNBM　110
ポイント38：予防は治療に優る　111
ポイント39：信頼される歯科医師に　111

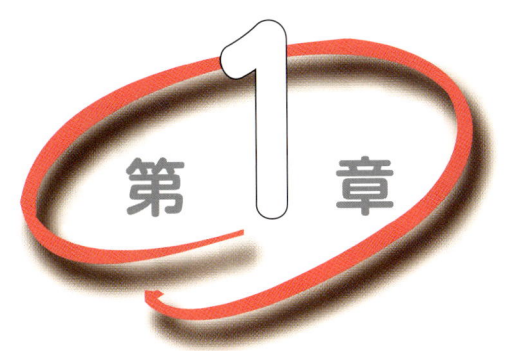

第1章

一般歯科医からのアドバイスが重要

不正咬合の原因は，先天的因子と後天的因子からなる．
先天的因子はやむをえないとして，後天的因子に関しては，ちょっとしたアドバイスで
不正咬合の発現を阻止できることが多いと考える．
本章では，学校歯科医やかかりつけ歯科医として，
子どもたちや保護者に伝えてほしいアドバイスについて述べたい．

ポイント 1 ：たかが指しゃぶりでも，放置すれば外科的矯正治療の症例となることもある ……… 10
ポイント 2 ：鼻閉・口呼吸が交叉咬合，反対咬合，開咬をつくりだすこともある ……… 14
ポイント 3 ：扁桃肥大が開咬の原因となっていることもある ……… 16
ポイント 4 ：食べ物・食べ方が不正咬合をつくりだすこともある ……… 18
ポイント 5 ：舌・口唇の機能の問題が形態に及ぼす影響についての考え方 ……… 23
ポイント 6 ：頬杖・寝るときの癖が骨格の成長を変えることもある ……… 26
ポイント 7 ：習癖が原因である場合はアドバイスだけで治ることもある ……… 28
ポイント 8 ：乳歯反対咬合を治療するかどうか？ ……… 30

ポイント 1 たかが指しゃぶりでも，放置すれば外科的矯正治療の症例となることもある

指しゃぶりを長く続けていると？

　胎児は母親のお腹の中で指しゃぶりをしていることが知られており，生理的な行動とされている．しかし，指しゃぶりを長く続けると問題が大きくなる場合がある．

　図1-1は小学校4年生まで指しゃぶりを続けていたという18歳女性の口腔内である．指しゃぶりとその後の舌癖，口唇癖がつくりだした典型的な不正咬合と言えよう．上顎は狭窄し，口蓋が高く，低位舌により下顎の歯列弓は拡がり，その結果，臼歯部は交叉咬合となっている．指が入っていたスペースには，指しゃぶりをやめた後も舌と下口唇が入っていたため，著しい上顎前突開咬症例となっている．

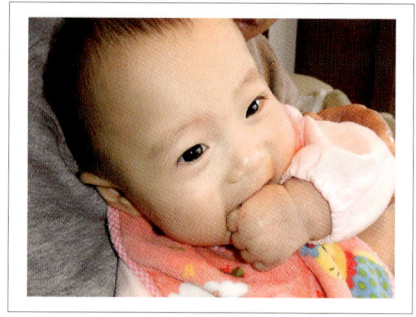

＜指しゃぶりの典型的な結果＞

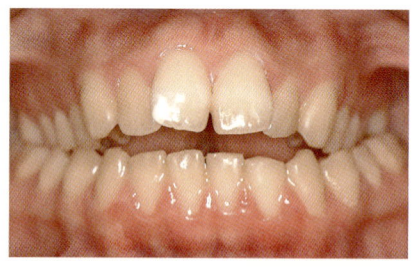
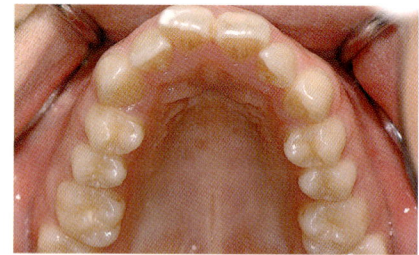
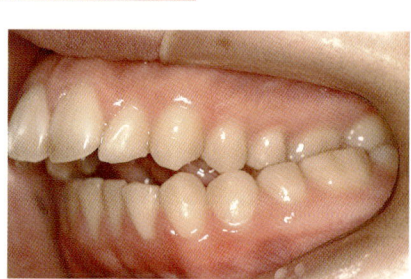
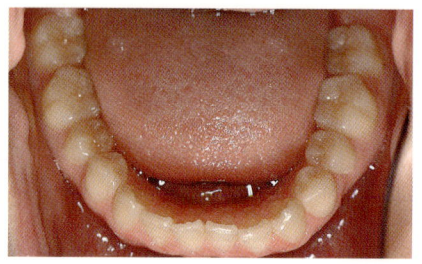

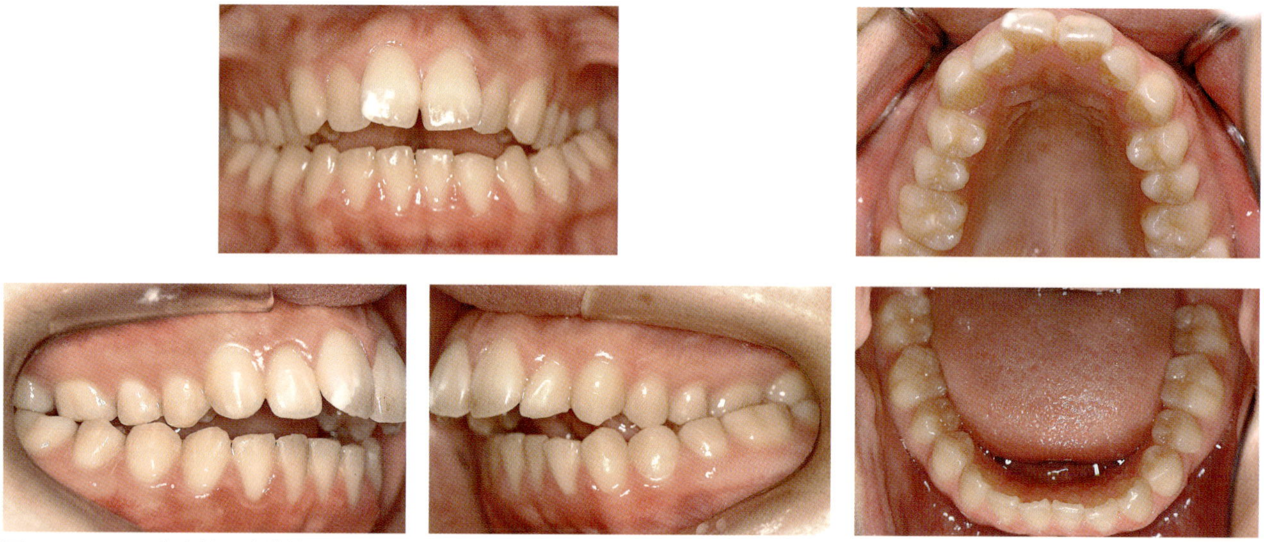

図1-1a～e　18歳女性．小学校4年生まで指しゃぶりを続けていた．上顎は狭窄し，口蓋が高く，低位舌により下顎の歯列弓幅径は拡がり，臼歯部は両側ともに交叉咬合となっている．
　指しゃぶりをやめた後も，舌と下口唇の挿入により，著しい上顎前突開咬となったと思われる．

b	d
a	c	e

　この症例は指しゃぶりがなければ，上顎中切歯にわずかに翼状捻転を認める程度の正常咬合に近い咬合だったかもしれないが，当院では外科的矯正治療の症例として対応した．早期のアドバイスが望まれたケースである．

ポイント1　たかが指しゃぶりでも，放置すれば外科的矯正治療の症例となることもある

＜指しゃぶりと口唇・舌の様子＞

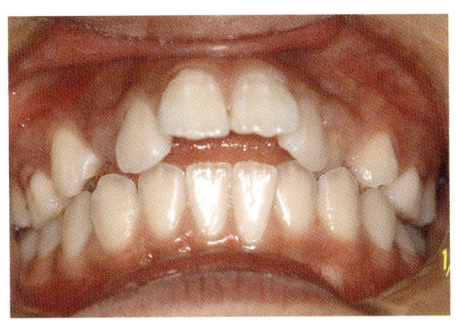

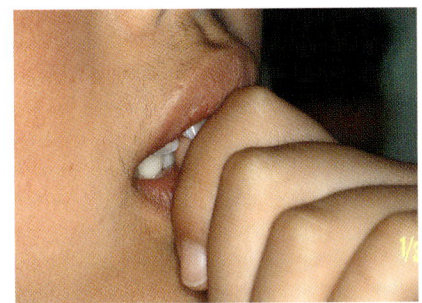 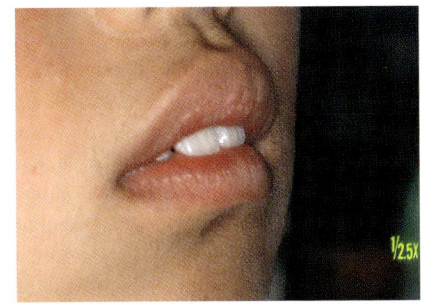 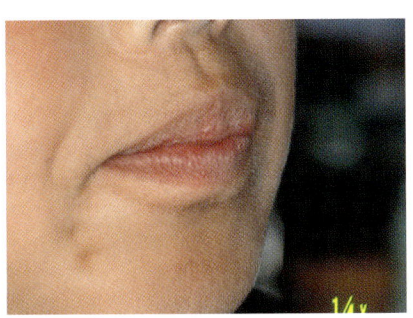

図1-2a〜d　10歳女子．上顎歯列弓の狭窄と中切歯の前突が認められる．
安静時，上顎前歯の前突のために口唇閉鎖が困難．嚥下時には口腔周囲筋の緊張が認められ，舌の挿入も疑われる．

	a	
b	c	d

　図1-2は10歳女子である．指しゃぶりが原因と思われる上顎歯列弓の狭窄と中切歯の前突が認められる．安静時，上顎前歯の前突のために口唇閉鎖が困難であり，嚥下時には口腔周囲筋の緊張が認められ，舌の挿入も疑われる．こうした舌癖，口唇癖をともなうようになると，指しゃぶりをやめた後も悪化していくことが予測される．

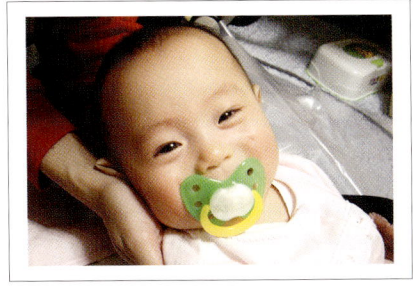

おしゃぶりはどうですか？

　おしゃぶりも長時間使用すると，開咬の原因となる．どうしても困ったときにだけ，短時間使うといった使用法を指導したい．おしゃぶりによって作られた空隙に舌や口唇を挿入する癖が生じれば，指しゃぶりと同様に悪化していくことが推測される．（小児科学会と小児歯科学会のメンバーでつくられた保健検討委員会では，おしゃぶりの常用は歯並びに悪影響を及ぼしたり，親子のコミュニケーションを阻害したりする可能性があるとして，注意が必要であるという見解を報告している．）

11

指しゃぶりは何歳までにやめればいいか？

"3歳までにやめましょう"という言葉をよく耳にするが，エビデンスとしてはないようである．当院の患者さんのなかでも，問診表に「5歳まで指しゃぶり」とあっても，何ら指しゃぶりの影響が認められない症例もあれば，指しゃぶりは3歳までにやめているのに，開咬を呈している症例もある．

図1-3a, bは4月の当院での初診時に，指しゃぶりをやめるようアドバイスした7歳6か月の女子である．8月の転居先での初診時には，前歯部のスペースは閉鎖されていた．しかし臼歯部の交叉咬合が残り，矯正治療が必要となった．もう少し早くやめていれば，矯正治療を受けなくてもよかったかもしれない．

＜指しゃぶりをやめて4か月後の変化＞

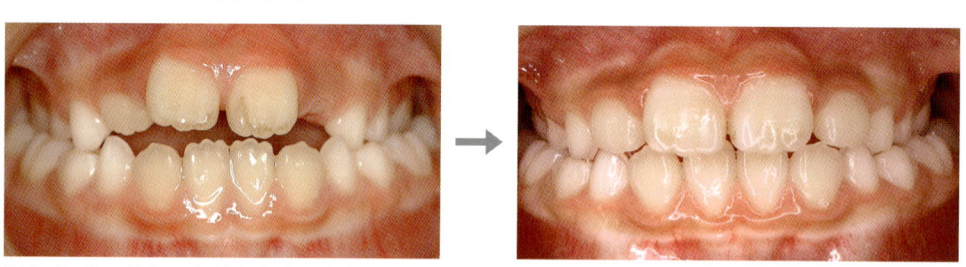

図1-3a, b　指しゃぶりをやめるようアドバイスのみ行った7歳6か月女子．4か月後，開咬は改善されていたが，臼歯部の交叉咬合が残った． a|b

指しゃぶりをやめさせるときにはどうすればよいか？

●精神面を配慮する

指が大好きで吸っているのだから，やめさせるときは，精神面を配慮しながらやめさせてあげてほしい．絵本(図1-4)や写真などで，やめなければならない理由を，子どもなりにわからせてあげることが何よりも大切だと考える．

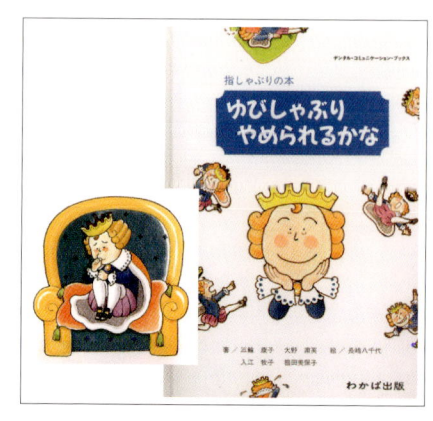

▶図1-4　三輪康子,大野粛英,入江牧子,福田美保子(著),長嶋八千代(絵)．ゆびしゃぶりやめられるかな．東京：わかば出版，1989．

ポイント1　たかが指しゃぶりでも，放置すれば外科的矯正治療の症例となることもある

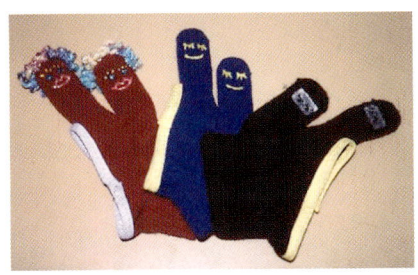

図1-5　口腔筋機能療法士 Zickefoose 先生手作りの，指しゃぶり防止のための手袋．

●楽しくやめられるよう工夫する
- 日中だけでもやめられたら，カレンダーにシールを貼ってあげる．
- 図1-5のような手袋などで，楽しくやめる雰囲気をつくる．

など，工夫をしてあげるよう保護者に伝えたい．

「指しゃぶりをやめないと，指を切ってしまうよ．ここには指がいっぱい入ったビンがある．」といった脅かしの言葉は，功を奏する場合もあるだろうが，子どもの心に問題を残すことも考えられるため，気をつけたい．

保護者へのアドバイス：
　　指しゃぶりをやめさせる時に大切なこと

①子どもをやめる気にさせる
　　絵本やドクターからの説明で，なぜ必要かをわからせる
②日中だけでもやめることができればほめてあげる
　　→カレンダーにシール　など
③手をつないでいっしょに寝てあげる
④指を擬人化してお話を聞かせる
　　指はお友だち（図1-5）．お口に入って来ないようにお願いする
⑤焦らない．愛が大切！

小児科や精神科の先生がたのなかには，「子どもの精神面の負担を考えると，無理にやめさせる必要はない」と言われる先生もおられるが，指しゃぶりが口の機能の成熟を妨げ，指しゃぶりが原因で，不必要な矯正治療を受けなければならなくなることを考えると，矯正歯科医の立場からは，「親の愛と英知」（ポイント36参照）で早めにやめることを勧めたい．逆に，「ノイローゼになるほどたいへんなら，大きくなってから治療をがんばればいい」という逃げ道も用意してあげてほしい．

> まとめ
> "指しゃぶり，おしゃぶりをやめることは，親子にとって容易なことではない"ということを医療者として十分理解したうえで，早めにやめるほうが不正咬合のリスクが低くなることを適切に指導してあげたい．

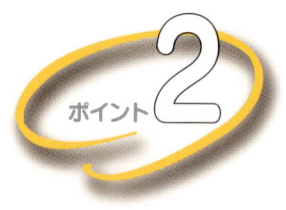

ポイント2 鼻閉・口呼吸が交叉咬合，反対咬合，開咬をつくりだすこともある

鼻閉・口呼吸がつくりだした交叉咬合

＜安静時では正中線が合っている交叉咬合症例＞

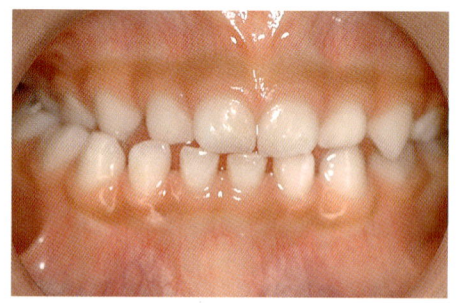

図1-6a 右側臼歯部に交叉咬合を認める4歳男子の口腔内.

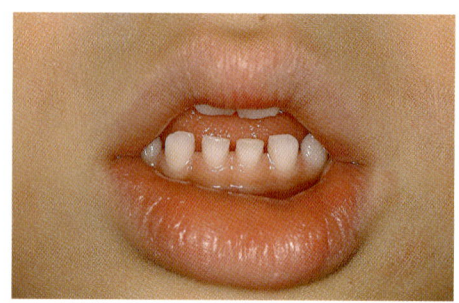

図1-6b 安静時の口元．上下の正中線はほとんど合っている．

　図1-6aは鼻閉・口呼吸を認める4歳の男子の口腔内である．右側臼歯部に交叉咬合を認める．図1-6bは安静時の口元であるが，口唇は開き，舌が低位にあることがわかる．このとき上下の正中線はほとんど合っていることに注目したい．低位舌のために図1-7bのように上顎歯列が狭く下顎歯列が広くなると，上下が咬頭対咬頭の咬み合わせになり，cのように習慣性咬合位では，どちらかにずらせて咬合するようになるのである．このまま思春期成長期終了後まで放置すれば，顔面の非対称が顕著となり，外科的矯正治療の症例となっていくことが予想される．

　この症例が機能的な問題が原因となっていることは，ポイント7で説明しているように機能的な問題を排除することにより，矯正装置を使うことなく交叉咬合を改善できたことで裏づけることができる．

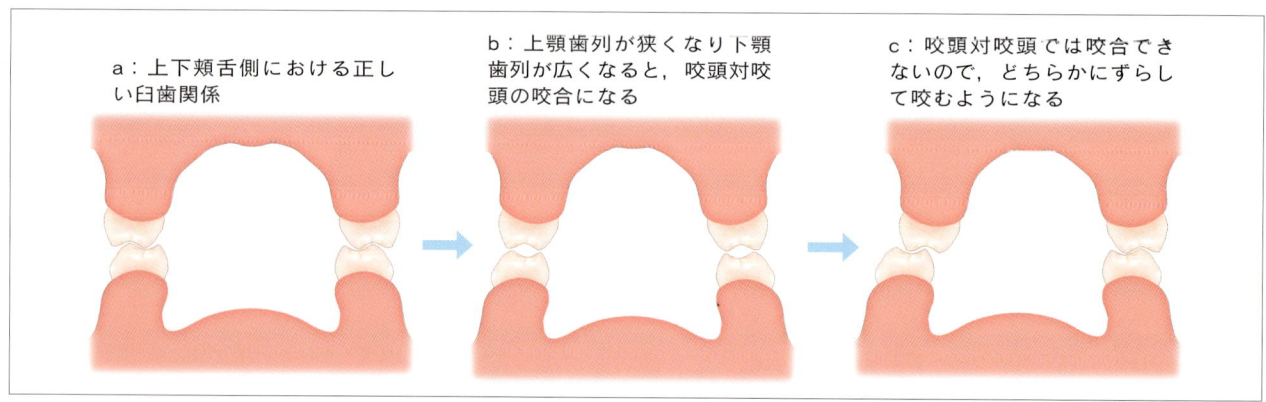

図1-7 正しい臼歯関係が交叉咬合へと変化する様子.

ポイント2　鼻閉・口呼吸が交叉咬合,反対咬合,開咬をつくりだすこともある

鼻閉・口呼吸が反対咬合,開咬をつくりだすという報告例

　鼻閉・口呼吸が反対咬合,開咬をつくりだすという報告は,動物実験などでも報告されている.成長期のサルに実験的に鼻閉の条件を与えたところ,ほとんどのサルが図1-8のような反対咬合を呈してきたという報告がある.また,12歳から16歳までの成長期の間に,完全な鼻閉が起こったために下顎が後方へ回転し,開咬を呈するという成長を認めたという報告も見られる(図1-9).

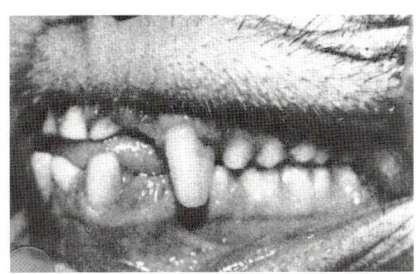

図1-8　成長期の数か月の鼻閉により,ほとんどのサルが下顎前突を呈してきたという報告(Proffit WR(著),高田健治(訳).新版 プロフィトの現代歯科矯正学.東京:クインテッセンス出版,2004;139.図5-38[Harvold EP, et al. Am J Orthod 1981;79;359-372.]を引用).

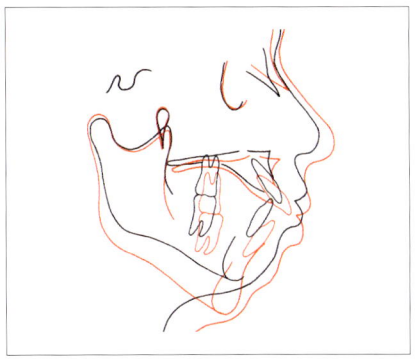

図1-9　12歳から16歳までの成長期の鼻閉塞により,下顎が後下方へ回転(Proffit WR. Contemporary Orthodontics. 4th ed. St. Louis:Mosby, 2007;156. Fig.5-35／Proffit WR(著),高田健治(訳).新版 プロフィトの現代歯科矯正学.東京:クインテッセンス出版,2004;139.図5-39を引用).

まとめ　口を閉じて鼻で息をすることの重要性を,子どもたちに伝えてほしい.また,子どもが何かに夢中になっているとき,口が開いていることに気づいていない保護者も多いので,注意してあげたい.

ポイント3

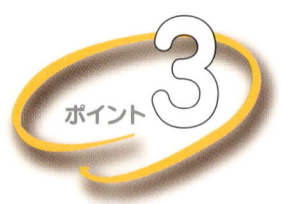

扁桃肥大が開咬の原因となっていることもある

扁桃腺摘出が適応となることも

＜扁桃腺摘出と上顎の拡大のみで著しい改善を認めた症例＞

a
b
c
d
e

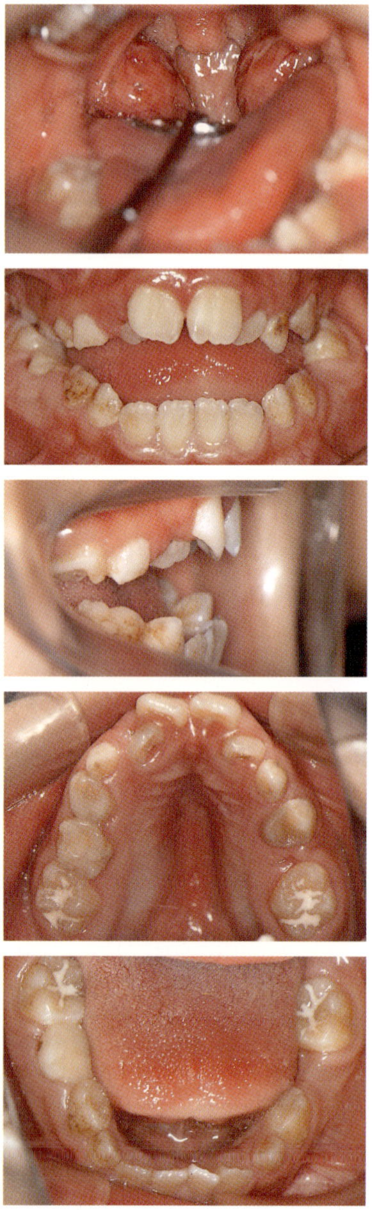

→

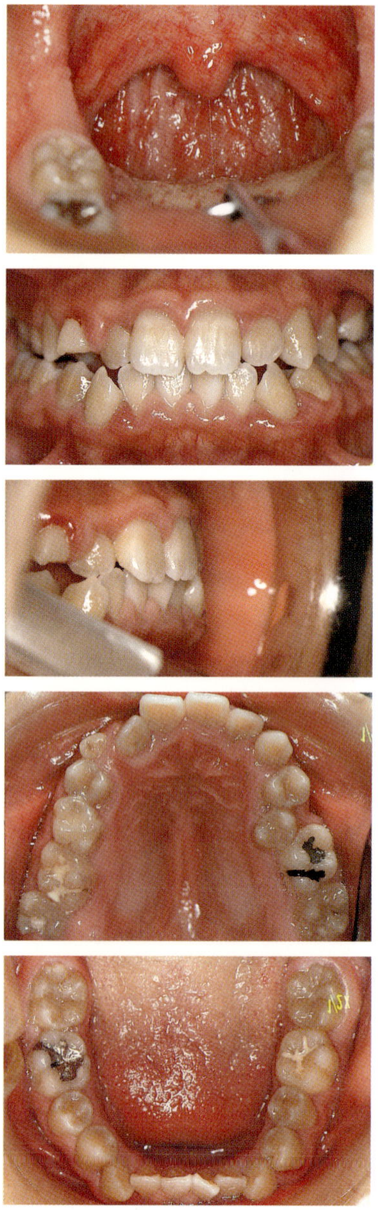

f
g
h
i
j

図1-10a〜e　9歳7か月男子．口蓋扁桃肥大を認める．

図1-10f〜j　15歳5か月時．扁桃腺摘出と上顎の拡大後．口蓋扁桃肥大が開咬の一因となっていたと考えられる．

ポイント3　扁桃肥大が開咬の原因となっていることもある

＜側面頭部エックス線規格写真の比較＞

k | l

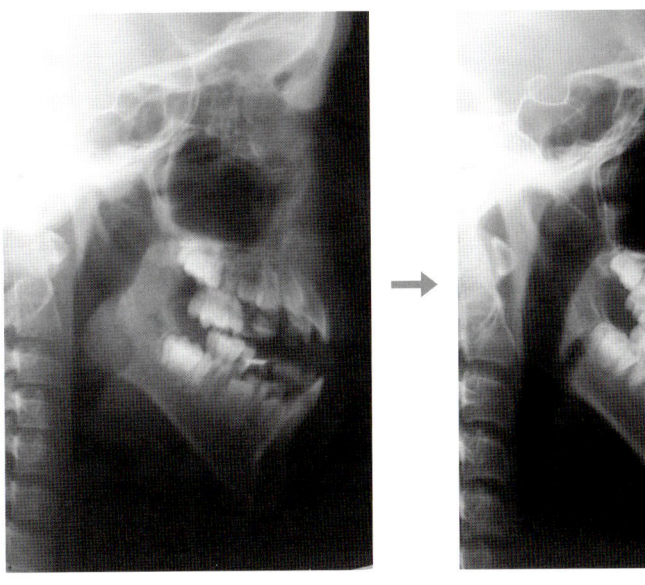

図1-10k　9歳7か月.
図1-10l　15歳5か月時.

　図1-10a～e, k は口蓋扁桃肥大を認める9歳7か月の男子である．扁桃腺摘出と上顎の拡大を行った結果，15歳5か月時には図1-10f～j, l のような状態にまで改善された．口蓋扁桃肥大が開咬の一因となっていたと考えられる．

　扁桃腺摘出手術は通常全身麻酔下で行われ，約1週間の入院が必要となるようである．扁桃肥大を認めても，耳鼻咽喉科の医師は，扁桃腺炎による熱発が頻繁に生じなければ手術の適応とは判断しない．扁桃肥大があれば必ず不正咬合になるわけではないので，エビデンスとして認知されにくいが，扁桃肥大などの鼻咽喉疾患が，顎発育に大きな影響を与える例があることを耳鼻咽喉科の医師に伝えておきたい．

　また，子どもが手術を受ける負担を上回る必要性があるかどうかを，保護者，耳鼻咽喉科の医師とともによく検討することが重要であるが，最終的には保護者の判断に委ねる．いびきがなくなって，すやすや眠れるようになった，寝相が良くなった，鼻づまりが楽になった，などという術後の感想が多く寄せられている．

> **まとめ**
> 　扁桃肥大を認めても，熱発が頻繁でなければ通常，耳鼻咽喉科の医師は摘出の適応とはしない．顎発育への影響が大きい場合もあることを，耳鼻咽喉科の医師に理解を求めておく必要がある．

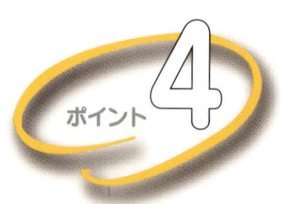

ポイント4　食べ物・食べ方が不正咬合をつくりだすこともある

徳川時代末期の将軍の食べ物と不正咬合

人類学者 鈴木尚先生の著書(図1-11)には以下のような一節がある．

> すべての将軍の上下の歯は，上下顎骨の発育不全にもかかわらず，正常の大きさを保っているので，植歯する場所の狭隘から歯並びは一般に甚だ悪い．しかし，すべての将軍の歯を最もよく特徴付けるものは，歯冠の咬耗がほとんどないことであり，12代家慶は将軍の中でも最年長者で，60歳に達していたが，エナメル質の咬耗はほとんどなく，すべての咬頭はあたかも歯が萌出して間もない青年の頃の状態のままに保存され，しかも表面は宝石のような美しい光沢があった．このことは前述したように，将軍の日常の食生活が極めて特殊で，精選され，ほとんど咬む必要がないほど軟らかい食物を採っていたことの結果と推測される．

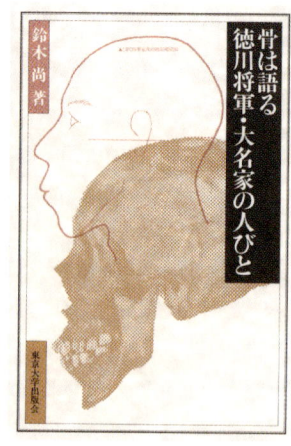

図1-11　鈴木尚．骨は語る 徳川将軍・大名家の人びと．東京：東京大学出版会，1985．

この文章から推測される将軍の横顔と，この本の表紙の横顔があまりにも一致することに呆れてしまう矯正歯科医は私だけではないであろう．

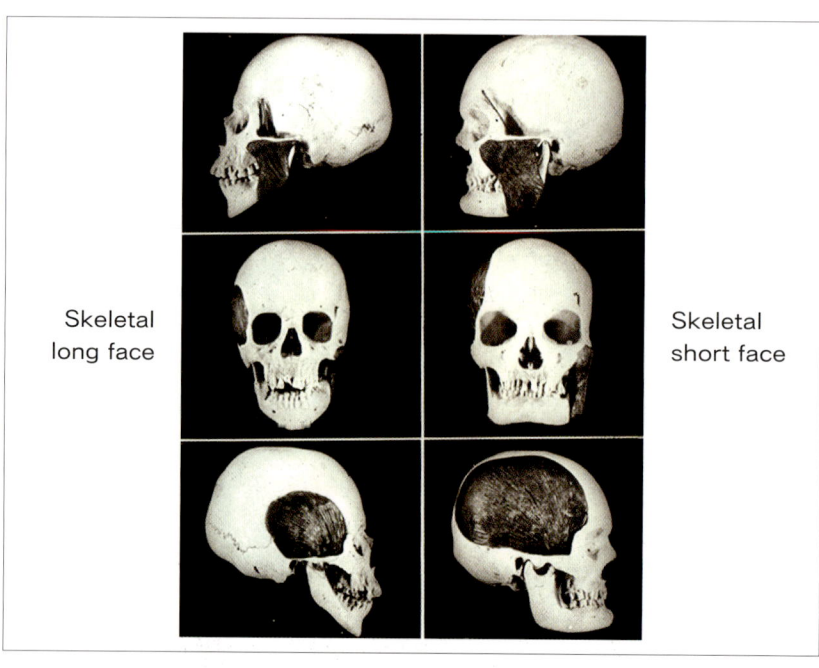

図1-12　対照的なオープンバイトとディープバイトの頭蓋骨．骨の筋付着部に従って筋肉をワックスアップしている(Sassouni V, Forrest EJ：Orthodontics in Dental Practice. St. Louis：Mosby, 1971；133. Fig. 6-18を引用)．

ポイント4　食べ物・食べ方が不正咬合をつくりだすこともある

　図1-12には，筋肉の様相をワックスで示した典型的なオープンバイトとディープバイトの例が示されている．

　図1-11の表紙の顎骨は図1-12の左側に属し，矯正学的な分類ではHigh Angle，あるいはDolico Facial Typeと呼ばれている．同図右側のいわゆるエラが張ったたくましい顎とは異なり，咬筋も側頭筋も弱々しい．もちろん遺伝的な因子の関与もあるが，その後の食生活で，よりいっそう悪化していったと考えられる．19世紀初め，世界各地の未開種族を調査したPrice博士も，食生活の変化により歯列弓のゆがみや骨の異常が生じ，叢生も多く認められるようになることを報告している．

食事中の飲み物に気をつけるようアドバイスしたい

＜徳川末期の将軍と同じ顎の形態のグループの子どもたちの歯並び＞

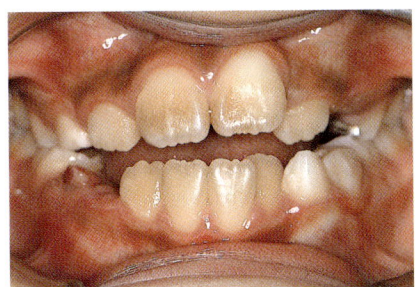
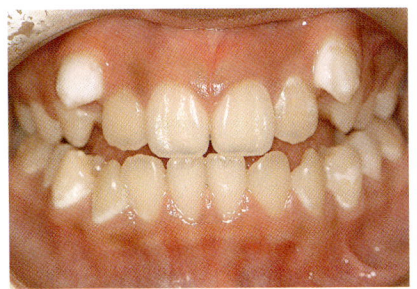

図1-13a, b　上下の歯が点接触のような咬合．　　　　　　a|b

　徳川末期の将軍と同じグループに属する子どもたちの歯並びは図1-13のようであることがほとんどである．そして保護者にたずねてみると，食物の問題だけでなく食事中に飲み物を置いていると答えることが多い．そして，「そう言われてみると，頻繁に飲んでいます．食事中の飲み物が悪いとは知りませんでした．」と驚かれる．

　食事中の飲み物そのものが悪いわけではないが，しっかり噛まずに飲み物で流し込む癖を生じやすくする可能性が高い．子どもは大人よりも唾液の分泌量が多いので，しっかり噛んで自分の唾液がしっかり出るように咀嚼し，嚥下する習慣をつけるような指導が望まれる．

　また，唾液には消化の作用だけでなく，抗菌作用や免疫作用などの生体防御作用も存在することを伝えたい．

19

飲み込み方，食べ方の癖も出っ歯の一因となる

＜飲み込み方，食べ方の癖が関与していると思われる症例―その1―＞

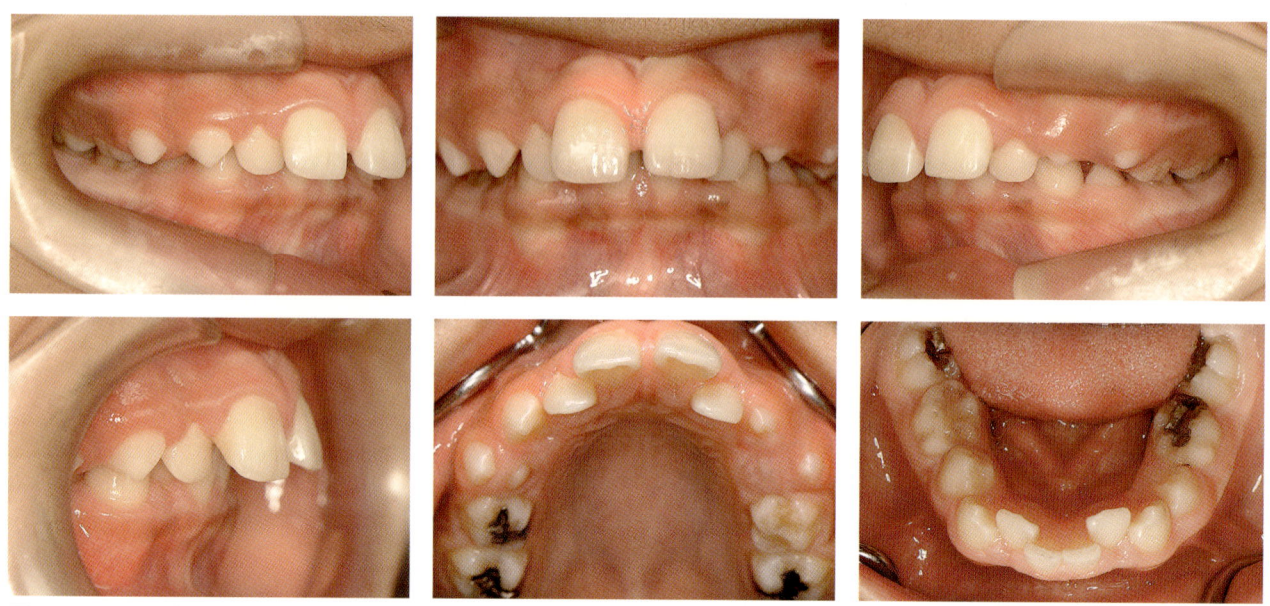

図1-14a〜f　12歳3か月男子．典型的なⅡ級1類の上顎前突症例．

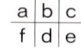

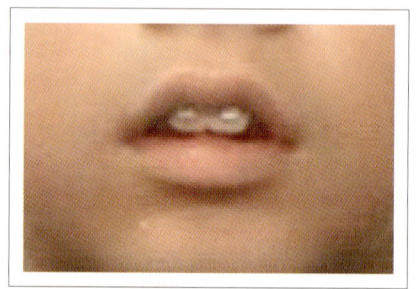 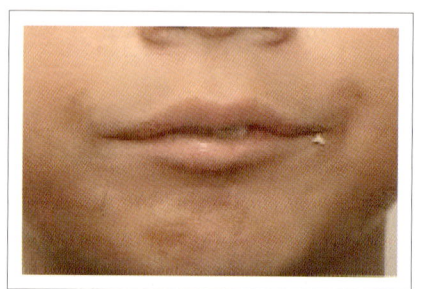

図1-14g, h　クラッカー咀嚼のビデオシーンより．安静時には口唇閉鎖がなされず，嚥下時には口腔周囲筋の緊張が認められる．

　図1-14a〜fは，12歳3か月男子，典型的なⅡ級1類の上顎前突症例である．この不正咬合は遺伝的な要素も含まれるものの，口腔周囲筋のアンバランスによってつくりだされたとも言える．

　図1-14g, hはこの男子のビデオの1シーンをカットしたものであるが，安静時には口唇閉鎖がなされず，嚥下の際は口腔周囲筋の強い緊張を認めることがわかる．

ポイント4　食べ物・食べ方が不正咬合をつくりだすこともある

＜飲み込み方，食べ方の癖が関与していると思われる症例―その2―＞

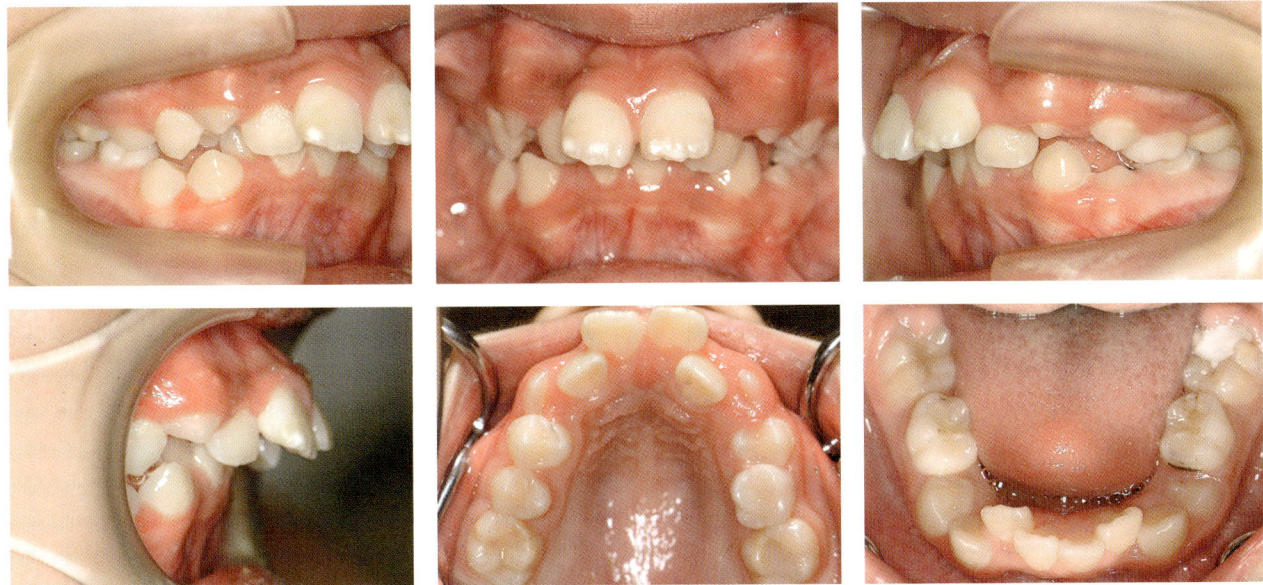

図1-15a〜f　8歳7か月女子．典型的なⅡ級1類の上顎前突症例．

a	b	c
f	d	e

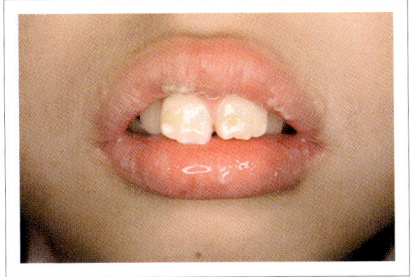

図1-15g　安静時には口唇閉鎖がなされていない．

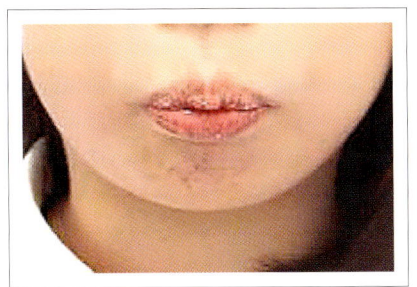

図1-15h　クラッカー咀嚼のビデオシーンでは，嚥下時に口腔周囲筋の緊張が認められる．

　図1-15a〜gは8歳7か月女子であり，これも典型的なⅡ級1類の上顎前突症例である．安静時の口唇閉鎖不全，嚥下時の筋緊張により図1-14と非常に似かよった不正咬合を呈している．

2症例ともに，安静時の口唇閉鎖不全のために上顎前歯が突出し，嚥下時の下口唇の強い挿入により，下顎前歯の叢生が生じたと考えられる．

　安静時に口唇閉鎖がなされないことで，上口唇からの圧力が上顎前歯に加わらないために，唇側へ傾斜してくる．

　図1-16は，口唇がなくなったまま放置された人の口元であるが，口唇からの圧力がなくなると，歯は唇側へ出てくると説明されている．

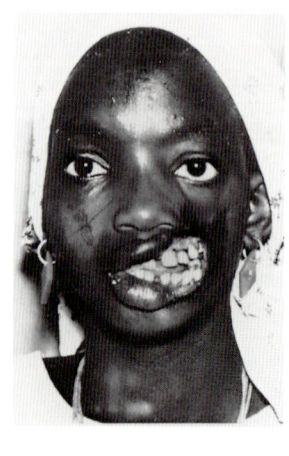

図1-16　口唇圧がなくなると，舌からの圧により歯は唇側へ傾斜してくる（Proffit WR. Contemporary Orthodontics. 4th ed. St. Louis：Mosby, 2007；146, Fig. 5-22．／Proffit WR（著），高田健治（訳）．新版 プロフィトの現代歯科矯正学．東京：クインテッセンス出版，2004；129，図5-24．〔Moss JP, Piction DCA：Arch Oral Biol, 1967：12；1313-1320.〕を引用）．

　また，2症例ともに嚥下時に下口唇が強く挿入されることにより，上顎前歯は唇側へ，下顎前歯は舌側へ傾斜させられることは，想像できるであろう．

　さらに，食渣が口角につくのも舌癖，口唇癖のある子どもの特徴とされている．こういう子どもたちの保護者からは，「今までお行儀が悪いのだと思っていた．おばあちゃんにいつも注意されて，かわいそうなことをしてきた．」という声が寄せられる．お行儀が悪いのではなくて，正しい食べ方を知らないのである．

　放置されれば，このような状態が毎日繰り返されることにより，より重篤な症例へと変化し，将来は外科的矯正治療症例，もしくは上下顎小臼歯に加え，上顎大臼歯をも抜歯して治療せざるをえない症例になっていくことが予想される．

まとめ　健全な歯列・咬合の成育には，食べ物，食べ方にも留意することが肝要であることを伝えたい．

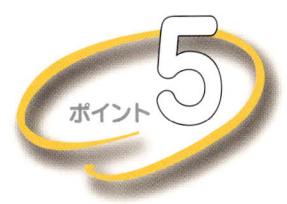

ポイント5 舌・口唇の機能の問題が形態に及ぼす影響についての考え方

機能と形態の関係

「機能と形態は密接な関係にある」ということに異論はないと思われる．形態が悪いと，機能がうまくいかない．悪い機能がさらに形態を悪くするという悪循環（図1-17）が生じていると言える．たとえば，上顎前歯が出ているから口唇を閉じにくい，口唇を閉鎖していないから，さらに歯が出てくるということは，**ポイント4**でも紹介した．

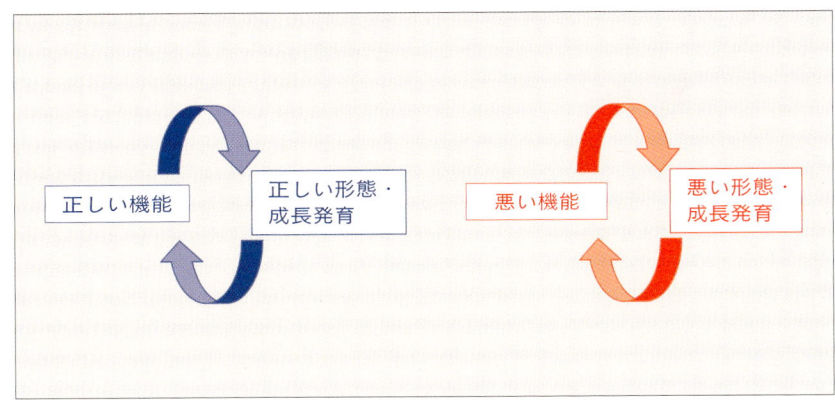

図1-17 機能と形態との密接な関係．

口腔筋機能療法（oral myofunctional therapy：MFT）については，いまだ賛否両論あるようだが，筆者は有効であると考え，臨床に取り入れている（図1-18）．機能不全が不正咬合の原因となっている場合は，原因除去をすることが第一であると筆者は考えている．口腔筋機能療法については，成書にゆずる[15]．

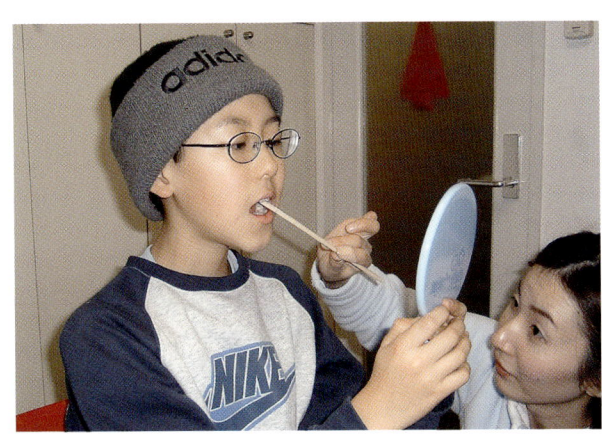

図1-18 口腔筋機能療法（MFT）の臨床風景．

中高年になり歯周病に罹患すると機能の影響はさらに大きくなる

<舌の挿入のために，上顎前歯の著しい唇側傾斜を認める例>

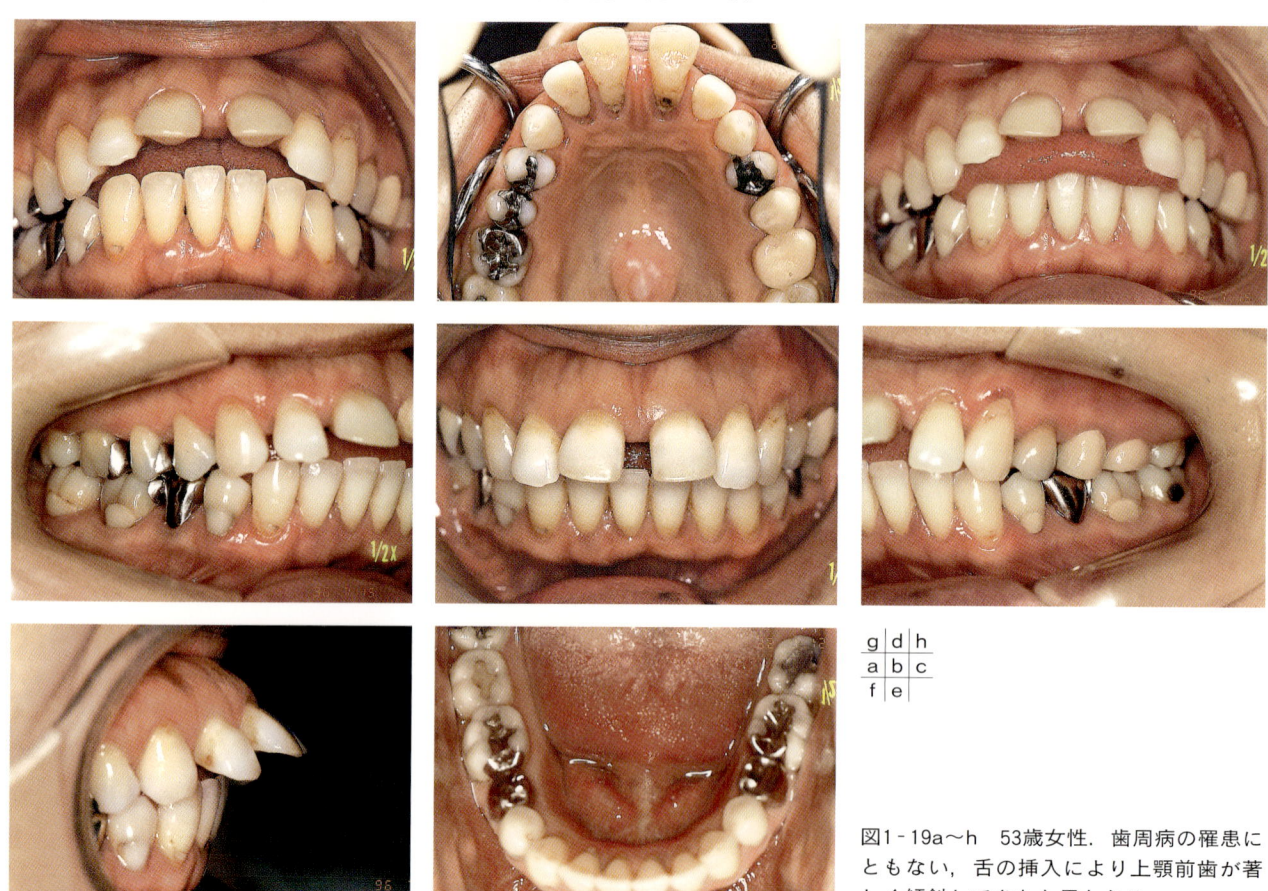

図1-19a〜h　53歳女性．歯周病の罹患にともない，舌の挿入により上顎前歯が著しく傾斜してきたと思われる．

　図1-19は53歳女性の口腔内である．「若いときは，これほど出っ歯ではなかった．」とのことであるが，歯周病の罹患にともない，舌の挿入により上顎前歯が容易に傾斜するようになったと考えられる．

ポイント5　舌・口唇の機能の問題が形態に及ぼす影響についての考え方

＜低位舌により，下顎に空隙歯列を認める例＞

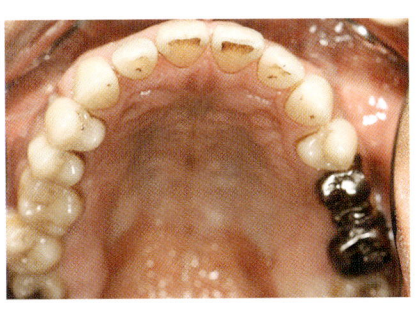
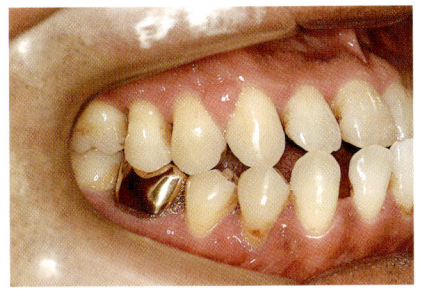
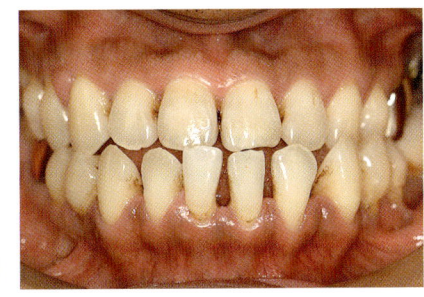
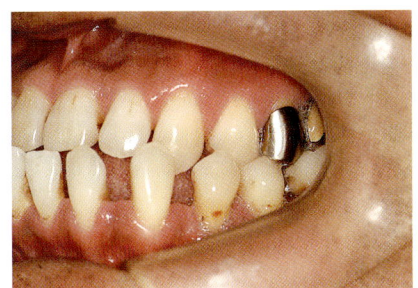
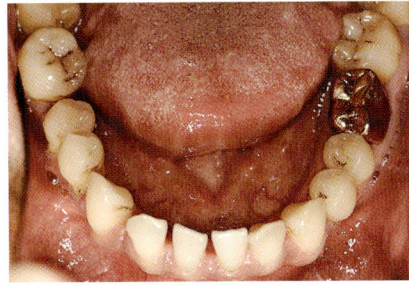

図1-20a〜e　45歳男性．低位にある舌が下顎歯列を頰側へ押し，空隙が広がっている．

　図1-20は45歳男性の口腔内であるが，低位にある舌が下顎歯列を頰側へ押すために，空隙が広がってきている．この男性も，「若い時にはこれほどスペースは開いておらず，こんなに受け口ではなかった．」と話していた．このように，舌・口唇の機能の問題は，中年以降に歯周病をともなうようになると，よりいっそう顕著となってくる．子どもたちには，これらの写真から，いかに口腔筋機能療法が大切かを理解してもらうようにしている．

> まとめ　舌や口唇の位置や動き（＝機能）と，歯並び（＝形態）には，密接な関係があることを伝えたい．

ポイント6 頬杖・寝るときの癖が骨格の成長を変えることもある

＜頬杖の関与が疑われる顔面の非対称＞

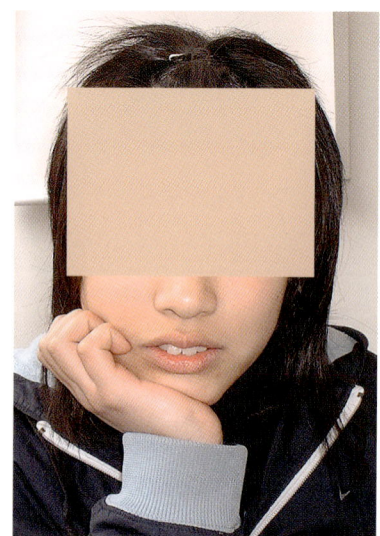

図1-21a 長年の頬杖の癖.

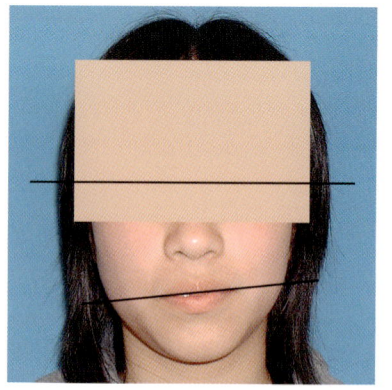

図1-21b 顔の非対称.

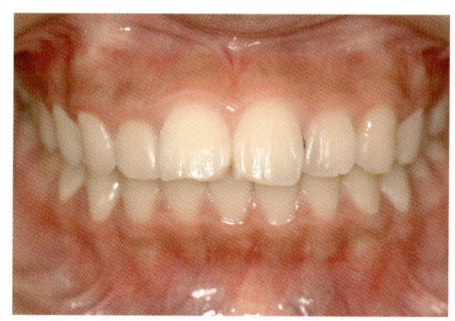

図1-21c 正中線のズレ以外，歯列にはほとんど問題はない．

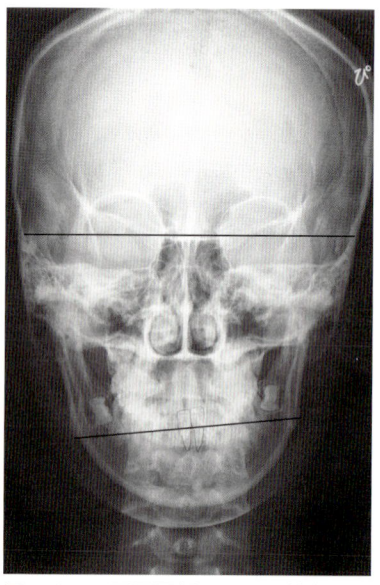

図1-21d 正面頭部エックス線規格写真においても非対称は明らかである．

　図1-21は，13歳11か月女子である．顔面が右側を凸とした非対称を呈し，下顎正中が左側へ偏位している．歯列には正中線のズレ以外ほとんど問題は認められない（図1-21c）．この少女は長年，図1-21aのように頬杖をついてきたとのことである．この頬杖が，非対称を引き起こした可能性が考えられる．このような非対称を治療するには外科的矯正治療が必要となるため，頬杖，うつぶせ寝，片側噛みなど非対称を起こすと予測される癖は早期に発見して，やめるよう指導したい．

ポイント6　頬杖・寝るときの癖が骨格の成長を変えることもある

＜片側ばかりを下にして寝る癖による変化＞

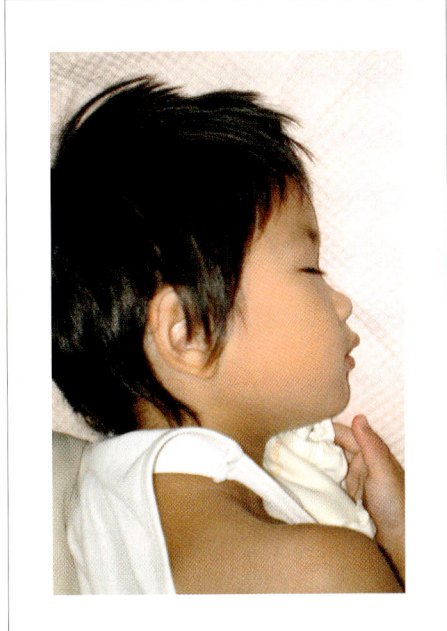

横向きに寝ている子どもの姿．

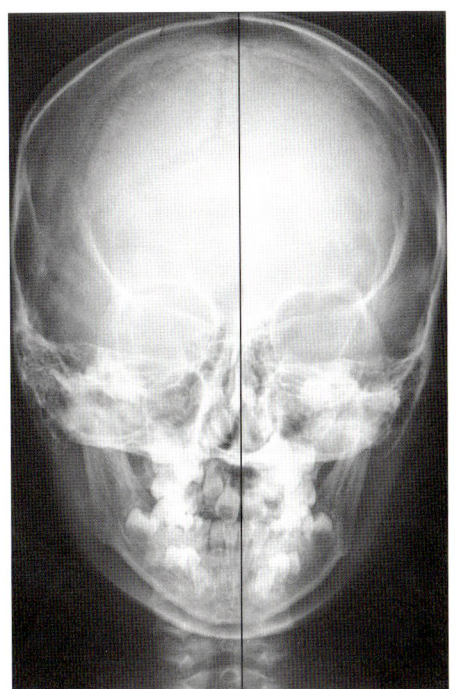

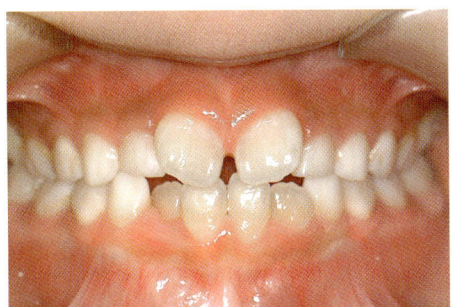

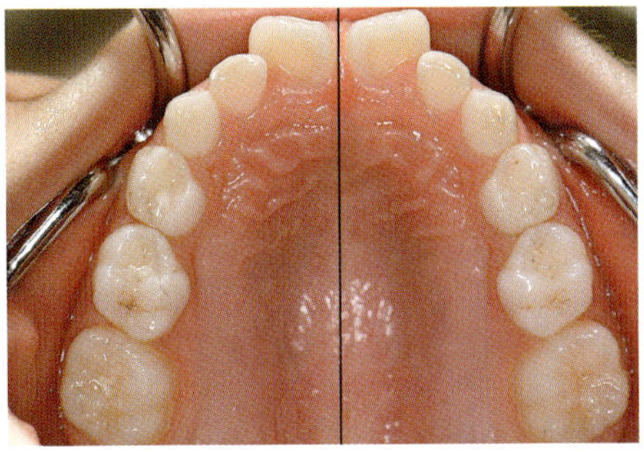

図1-22a〜c　左側を下にして寝る癖のある女子の口腔内と正面頭部エックス線規格写真．顔面と歯列弓の左半分が右に比べ小さい．

　　　　図1-22a〜cは，母親が自分の左側に寝ているために，左ばかりを下にして寝る癖のある子である．顔面と歯列弓の左半分が右に比べ小さいことがわかる．
　　　　何気ない癖が大きな問題を引き起こす可能性もあることを知らせたい．

まとめ　ささいな癖で顔面や歯列弓の非対称を生じることがあるので，注意を要する．

27

ポイント7 習癖が原因である場合はアドバイスだけで治ることもある

＜アドバイスと咬頭削合だけで改善できた症例―その1―＞

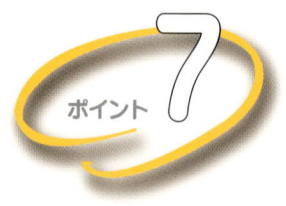

安静時には上下正中線は合っている．

a	
b	c
d	e
f	

習慣性咬合位　　　　　　　　　　　　早期接触時

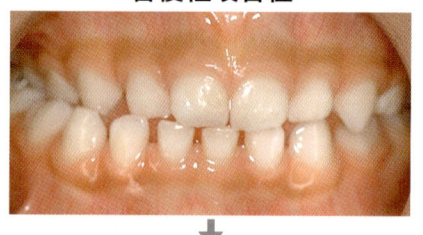 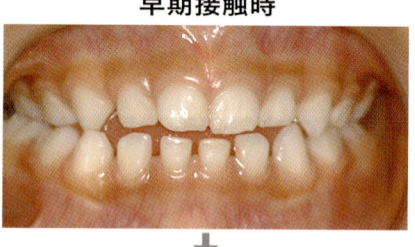

4歳10か月

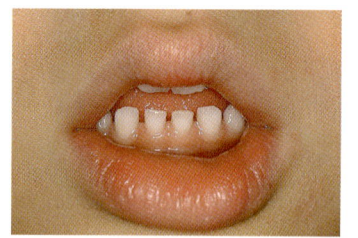 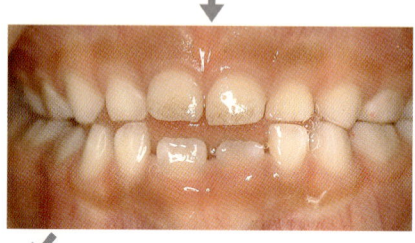

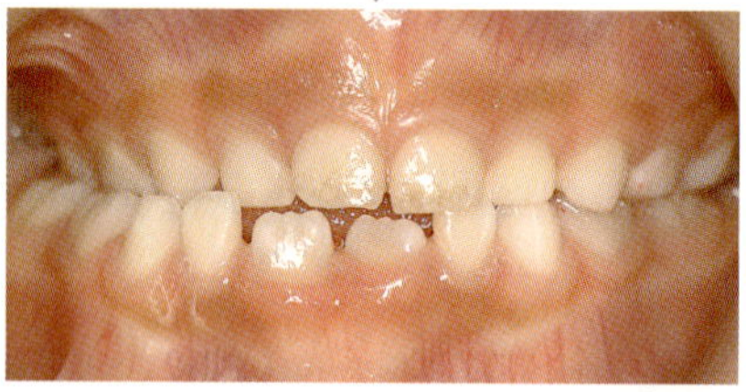

6歳6か月

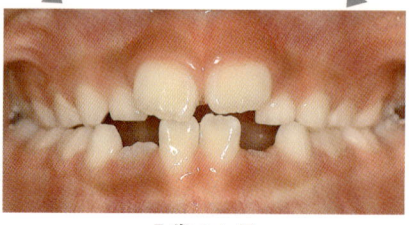

7歳4か月

図1-23a〜f　習慣性咬合位と早期接触時の咬合を一致させることができた．

　図1-23a〜fはポイント2で紹介した4歳の男子である．この子には，以下のように対応した．

> 家庭では：①口唇閉鎖して鼻呼吸を心がける
> 　　　　　②舌を口蓋に吸いつける練習（ポッピング）をする
> 　　　　　③これまでとは反対側で噛む
> 診療室では：④早期接触する咬頭の削合を行う

　その結果，6歳6か月時にはかなり改善が認められ，7歳4か月時には，顎の偏位を改善することができた．

ポイント7　習癖が原因である場合はアドバイスだけで治ることもある

＜アドバイスと咬頭削合だけで改善できた症例―その2―＞

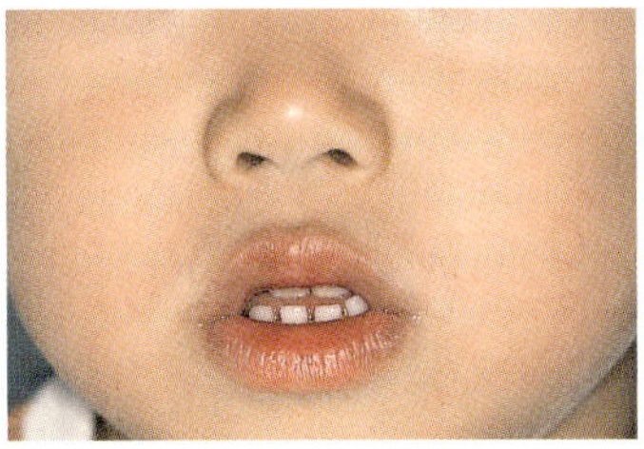

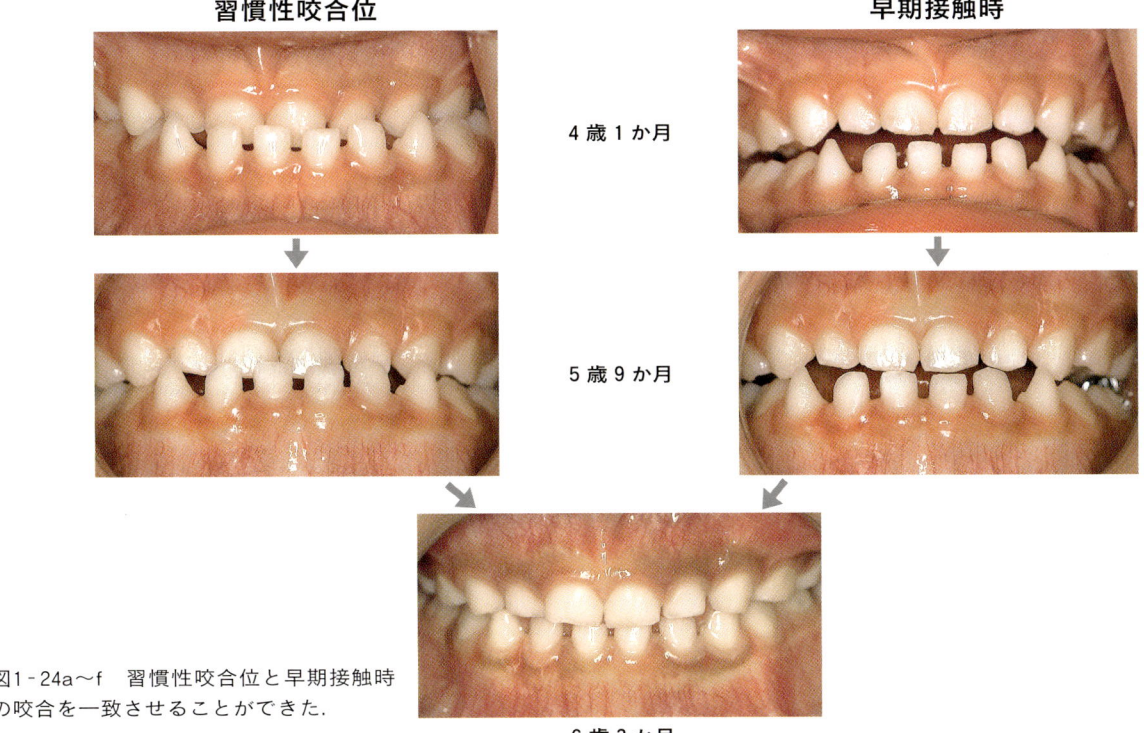

安静時には上下正中線は合っている.

習慣性咬合位　　　　　　　　早期接触時

4歳1か月

5歳9か月

6歳3か月

図1-24a〜f　習慣性咬合位と早期接触時の咬合を一致させることができた.

　図1-24も同様のアプローチを行った症例である．4歳1か月時には著しい偏位が認められたが，6歳3か月時にはほぼ改善されている．

まとめ　適切なアドバイスと最小限の介入で改善してあげることができれば，minimal-intervention として最高の医療が提供できたことになる．

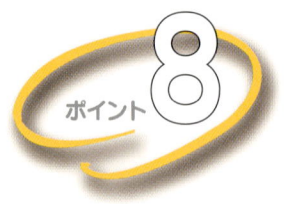# 乳歯反対咬合を治療するかどうか？

乳歯反対咬合を治療するかどうかには賛否両論ある．2つの異なる状況があるので別々に捉えたい．

ひとつは，上顎骨の劣成長が著しく三日月形の顔貌が著明な症例で，上顎骨の反応の良い幼児期から開始すべきと判断される場合である．この場合は，上顎骨の急速拡大および前方牽引を積極的に行いたい．

もうひとつは，既製の簡単な装置を適応する場合で，下記の理由により適応症であるかどうか，子どもの負担も考えてよく検討したい．

1 乳歯列期は咬合が不安定であるため，あるいは上顎前歯はやや唇側に，下顎前歯はやや舌側に萌出するために，自然治癒する場合もある．図1-25は受け口を主訴としていた症例が，鼻呼吸だけを指導して観察を続ける間に，改善されつつある一例である．

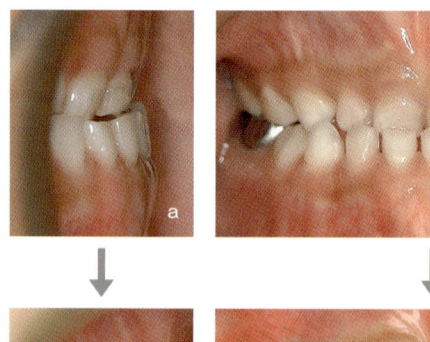

＜受け口を主訴として来院したが，被蓋が改善されつつある症例＞

図1-25a, b　5歳4か月男子．受け口を主訴として来院した．

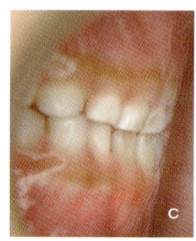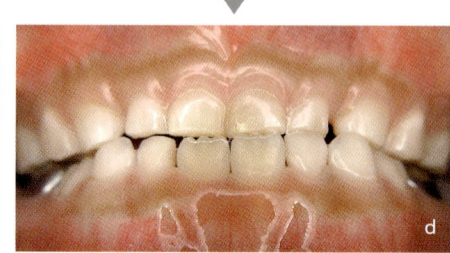

図1-25c, d　6歳2か月，経過観察時．改善されつつある．

2 ポイント7で紹介したように，簡単な指導と咬頭の削合だけで治る場合もあるので，本当に装置が必要かどうか不詳なことが多い．

3 簡単な既製の装置では治らない場合もある．いったん治っても，永久歯萌出時，あるいは下顎の成長の旺盛な思春期成長期に，再発する可能性もある．

> **まとめ**　乳歯反対咬合の矯正治療は，骨格的要素の大小，装置の必要度，再発の可能性など，子どもの負担とも考え合わせてよく検討し，保護者の理解を得てから開始することが重要である．

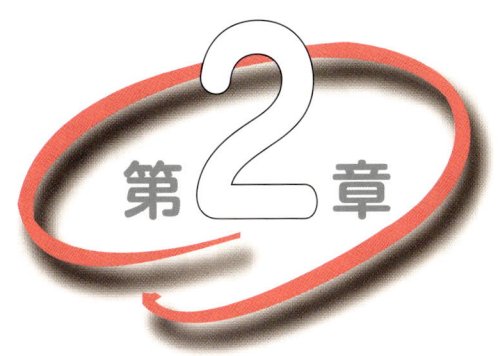

第2章

矯正歯科医は
一期と二期の治療をどう考えているか

一期治療と二期治療の捉え方については，矯正歯科医の間でも議論が続けられている．
一期治療の有効性について，賛成派と反対派があるなかで，
長年にわたり多くの子どもたちの矯正治療を行ってきた
経験と子育ての立場から，私見を述べる．

ポイント **9**：一期治療と二期治療とは？ ……………………………………………… 32
ポイント **10**：一期治療の開始時期と考え方 …………………………………………… 33
ポイント **11**：二期治療の開始時期と考え方 …………………………………………… 35

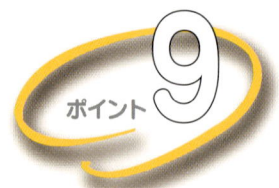

一期治療と二期治療とは？

　一期治療の目的は，一言で表現すると軌道修正，すなわち現在排除すべき問題点を取り除いて，正常な発育へ近づける治療であると考えている．英語では，interceptive treatment とも言われている．二期治療の目的は仕上げである．全顎の歯にブラケットを装着し，辺縁隆線を揃え，歯根の平行性を確立するなどして，100点満点の緊密な咬合に仕上げていく治療である．言い換えると，<u>一期治療は主に，上顎下顎の骨体部および歯槽骨部という基礎の部分の成長をより正常に導いたり，歯の萌出異常を最小限に抑えたりする治療，二期治療は，一期治療で残された問題点を歯の移動で解決し，完璧な咬合をつくり上げる治療</u>であると筆者は捉えている．

　一期治療で問題を排除することにより，完全に正常軌道に乗った場合には，<u>二期治療の必要がなくなる場合もある．</u>

　図2-1に，不正咬合が子どもの成長とともに悪化していく状況と，一期，二期治療の介入についての筆者の考え方を簡略化して表した．

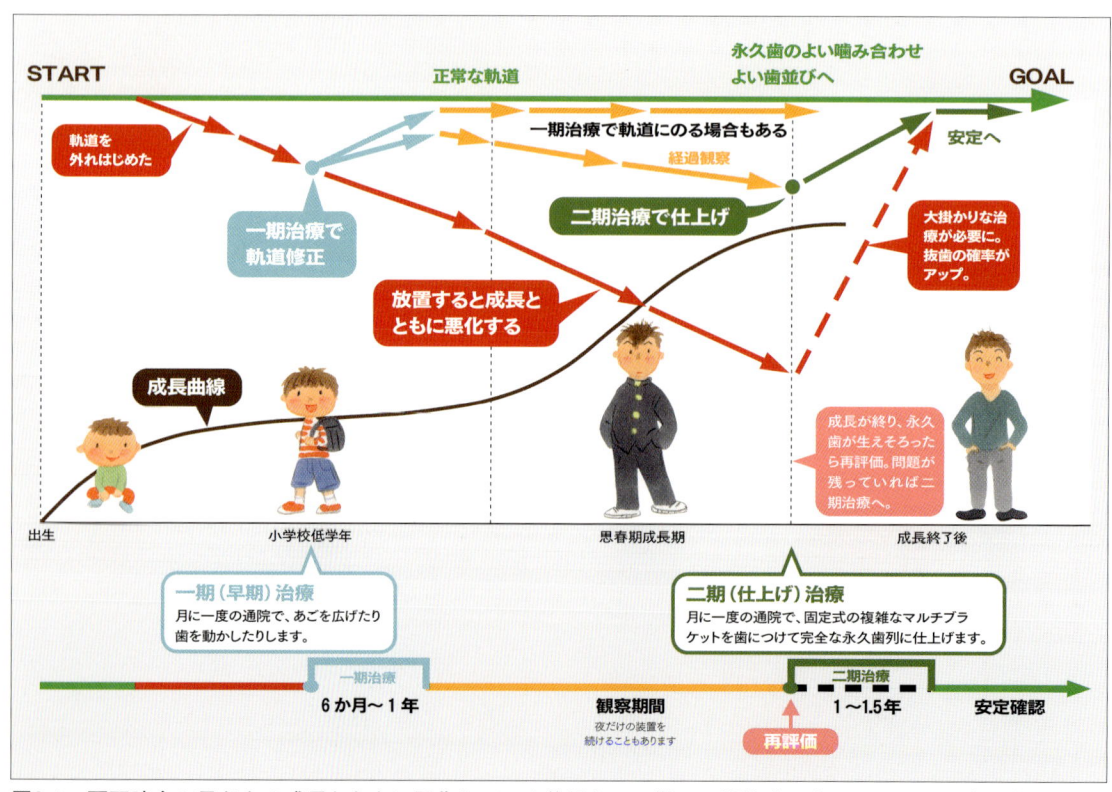

図2-1　不正咬合が子どもの成長とともに悪化していく状況と，一期，二期治療の介入についての考え方．

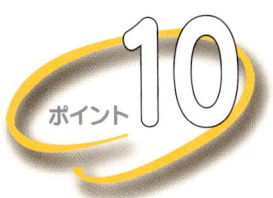

一期治療の開始時期と考え方

●最小限の介入の大原則

　永久歯の生え始めから正しい永久歯列の完成まで，正常軌道を通って成長発育していくべきものが，軌道を外れて，もう自然治癒の見込みはないと判断された場合に介入するのが，最小限の介入の大原則であると考える．言い換えれば，自然治癒の可能性がある場合や悪習癖の除去だけで改善される可能性がある場合は，装置を装着すべきではないという考え方である．この考え方に異論を唱える人は少ないであろう．

　放置した場合の悪化度が大きい，すなわち図2-1における下降曲線の傾きが大きいと予測される症例ほど，早期に治療を開始することが望ましい．成長の終了を待って治療することも可能であるが，治療が大掛かりになり，抜歯ケースや外科手術併用となる確率が高くなる．後戻りのリスクもより高くなるであろう．

　また，不正咬合が原因である歯肉退縮や顎関節症などが認められる場合は，問題が大きくなる前に治療すべきだと考える．もちろん，放置してもそれほど問題が大きくならないと判断される症例，もしくは，一期治療を行っても外科的矯正治療の適応となる可能性が高い症例は，経過観察のみを行い，適切な時期が来るのを待って１回の治療で終了する場合もある．

●一期治療に否定的な考え方も存在する

　２段階治療よりも，思春期成長期に１回の治療で済ませるほうが効率的で良いという意見や，一期治療の有効性を否定する論文も存在する．とくに，2007年のAmerican Journal of Orthodontics & Dentofacial Orthopedicsには，一期治療に明らかな効果は認められないという研究結果を報告した論文が掲載され[19]，話題になった．反論する歯科医師も多数存在する反面，支持する者もおり，議論が高まっている．

　また，矯正治療は子どもが自分で判断できる年齢になってから，子どもの意思を尊重して開始してあげるべきという意見，あるいは，たとえ難しい症例になったとしても，子どもの頃から長年続けるよりは，矯正用インプラントや外科的矯正治療で短期間に治療するほうが，むしろ子どもたちのためであるという意見，さらに，トータルの治療コストが大きくなるという経済的な面から，一期治療に消極的な意見もある．

　一期治療を開始する際には，このような一期治療に否定的な考え方も存在することもふまえたうえで，症例ごとに一期治療のメリットを検討

し，保護者の理解を得ることが望まれる．

●一期治療のメリットは大きい

　筆者は一期治療のメリットは大きいという立場である．ただし，子育てと同様，すべての子どもに通用する単純な正解はないと考えている．正しい診断，治療方針の決定，適切な装置の選択が要求されるのは当然のことであるが，さらに，一期治療で要求されるのは子ども一人ひとりに合った接し方を考慮することであると考えている．装置の装着がまったく苦にならない子どももいれば，とても負担に感じる子どももいるであろう．そんな子どもでも，ちょっとした説明や励ましで矯正治療を楽しめるようになる場合もあるし，自分の歯がだんだんきれいになっていくのがうれしくて，むし歯予防にも励んでくれるようになる場合もある．

　メンタル面から考えても，自分の歯並びにコンプレックスをもちながら大きくなる子どもと，きれいな歯並びを獲得して成長していく子どもとでは，違いがあると考える．

　ポイント36で述べるように，一期治療には子育てのファクターが絡んでくる．ピアノやテニスのレッスンと同じである．いかに子どもたちの心を惹きつけて，装置の装着や舌や口唇癖の改善に，楽しみながら取り組んでもらえるようにするかが，一期治療の成否の鍵を握っているとも言えよう．

　逆に，間違った一期治療は，子どもたちの生活や心をゆがめることにもなりかねないので，慎重に取り組まなければならないと常々考えている．矯正治療が成功体験となって，治療以上のものを子どもに与えることができるのか，ただ，つらい生活体験を残しただけになるのか，その差は大きい．

　一期治療開始から終了までのトータルの治療期間は長くなっても，2回の動的治療をできるだけ子どもの負担が小さくなるように治療計画を立て，トータルの動的治療期間を短くできれば，より正常に近い成長発育を容易にもたらすことができる．

　さらに，幼い頃から自分の歯に関心をもち，歯を愛しむ心を育てることができるとすれば，一期治療はその子にとって大きなメリットになると考える．

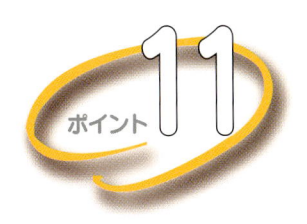

ポイント11 二期治療の開始時期と考え方

●早すぎる二期治療の開始に注意

　二期治療は原則的に，成長が終了し，永久歯が生え揃ってから再評価を行って開始するのが良いと考えている．前述のように，開始の時期は歯科医師によって考え方が異なることに加えて，子どもたちの骨年齢，歯牙年齢は暦齢とは異なるため，一概に何歳とは答えられない．しかし，開始が早すぎると第二大臼歯のコントロールのために治療が長引いたり，とくに下顎前突の場合は，下顎の成長が動的治療を終了した後も続いたりする可能性があるので注意を要する．

●二期治療開始は，本人の意思確認が重要

　また，中学生という思春期成長期の子どものメンタル面も考慮したい．前述のように，複雑な装置で行う矯正治療(マルチブラケット法あるいはエッジワイズ法と呼ばれている治療) 1回で済ませることができる思春期成長期が，もっとも良い時期であるという意見もあるが，筆者は逆に，この時期はリスクが高いと考えている．

　小学生のように親や先生の言うことを素直に聞く年齢ではないにもかかわらず，大人の考え方にはまだ至っていないという不安定な時期に，協力を要する複雑な装置を長期間装着することは，はなはだ危険であると感じている．一期治療に用いる簡単な装置では，協力が得られなくてもマイナスは生じないが，二期治療の装置は，患者が非協力的になった場合はカリエスが多発するうえに，満足な咬合に仕上げることができないというマイナスの結果を残すことになりかねない．

　生涯にわたって健康を維持できる完璧な咬合に仕上げることが目的である二期治療には，ゴムの使用や舌や口唇の正しい位置や動きの習慣化など，患者さんの協力が不可欠である．子どもであっても，本人の意思確認をしっかり行うことが大切であると考えている．

　一期治療で大きな問題点は解決済みである場合，二期治療の開始が遅くなっても大きな問題は生じない．本人が矯正治療にもっとも集中しやすい一年間を選択すればよい．二期治療の成功のため，そして子どもの権利を守るためにも，本人の意思確認が重要である．

第3章

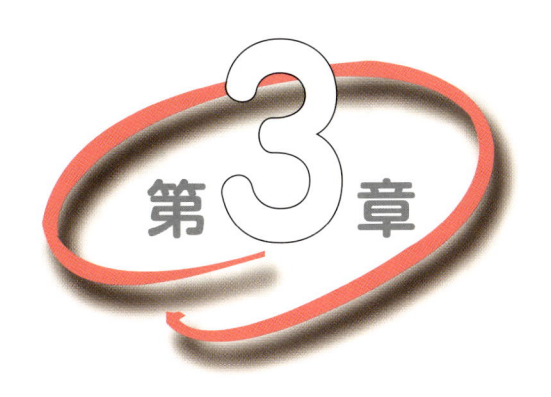

問題発見のための着目ポイント ―骨格の問題―

本章では，具体的にどのような点に気をつけて
子どもたちの口腔内を診ていけばよいのかについて述べる．
学校健診の指針もでているが，本書では"放置することにより問題が大きくなる症例，
対応が難しくなる症例"という観点から述べたい．
本章では，とくに骨格の成長にかかわる問題について取り上げる．

ポイント12：骨格の成長発育に関する問題発見が重要	38
ポイント13：非対称の発見を一番に	39
ポイント14：早期に対応したい出っ歯と反対咬合とは？	46
ポイント15：開咬は咀嚼・嚥下のコントロールが重要	56
ポイント16：過蓋咬合は顎関節症を起こしやすい	58

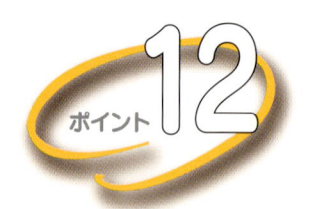

ポイント12 骨格の成長発育に関する問題発見が重要

　第2章でも述べたように，一期治療においては，咬合の土台とも言える上顎骨および下顎骨の骨体部の不正が大きくならないように，もしくは，改善できるようにアプローチを行うことが重要である．これにより，成長後の骨格のアンバランスに対する外科的矯正治療の確率を下げることが可能となる．

　Proffitは彼の著書で子どもと成人の頭蓋と顔面の比率が異なることを取り上げ(図3-1)，頭蓋に近い上顎骨は，頭蓋骨に近い成長パターンを示し，頭蓋骨から遠い下顎骨の成長は，上顎骨の成長より遅いと述べている．また，上顎骨と下顎骨の成長パターンをScammon's curveに重ね合わせ(図3-2)，下顎骨のほうが上顎骨より全身成長に近いとも述べている．

　骨格の成長をより正常に近い状態に導くためには，この特徴を理解して行うことが要求され，何よりも，骨格の成長に関与する問題点を早期に発見することが重要である．

＜成長にともなう頭蓋と顔面の比率の変化＞

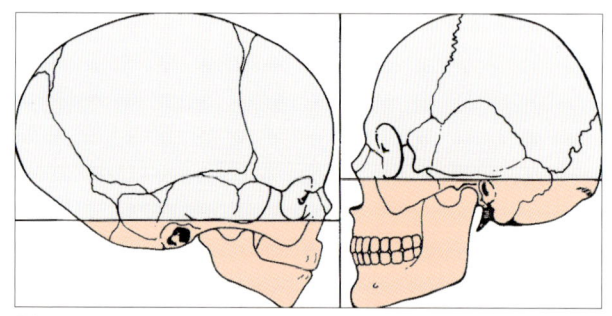

図3-1　Proffit W R. Contemporary Orthodontics. 4th ed. St. Louis：Mosby, 2007；29, Fig. 2-3／Proffit W R(著). 高田健治(訳). 新版 プロフィトの現代歯科矯正学. 東京：クインテッセンス出版, 2004；26, 図2-3. を引用改変.

▶図3-2　Proffit W R. Contemporary Orthodontics. 4th ed. St. Louis：Mosby, 2007；108, Fig. 4-2／Proffit W R(著), 高田健治(訳). 新版 プロフィトの現代歯科矯正学. 東京：クインテッセンス出版, 2004；95, 図4-2. を引用改変.

＜Scammonの成長曲線上での上顎骨と下顎骨の成長＞

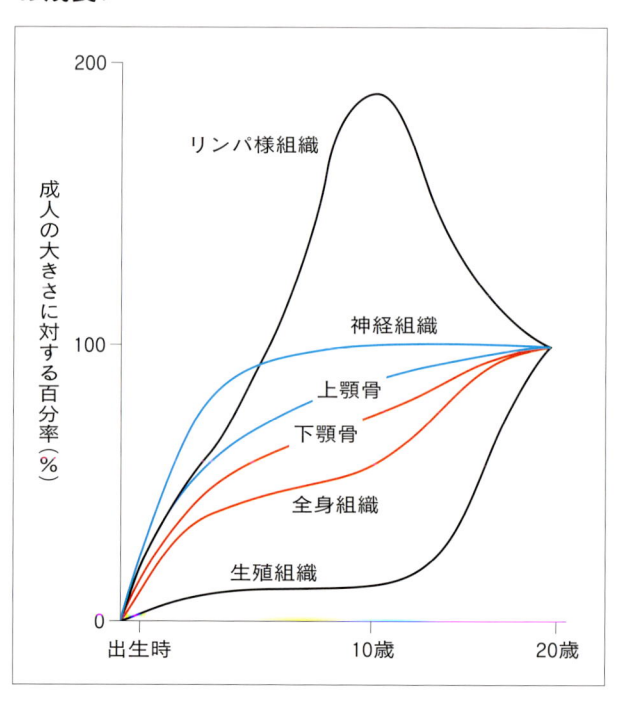

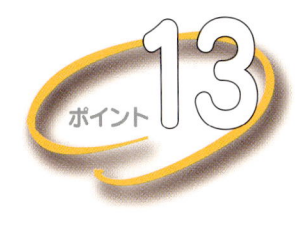

ポイント13 非対称の発見を一番に

● 第1に，非対称のチェックが重要である

　矯正歯科の診断では，とかく側面頭部エックス線規格写真の分析が重要視され，正面からの評価は二の次となりがちだが，治療が難しかったり治療後の安定に不安が残ったりするのは，非対称が問題になっている症例であると筆者は感じている．

　診査の際には，まず正面から，子どもの顔をしっかり診てあげたい．

顔面の非対称を起こしてくる咬合　その1：交叉咬合

● 交叉咬合を見逃さない

　図3-3は，右側の交叉咬合を呈する8歳4か月の女子である．放置すれば，図3-4のような状態になると予測される．似かよっているように見えるが，両者には大きな違いがある．

＜子どもと成人の非対称例＞

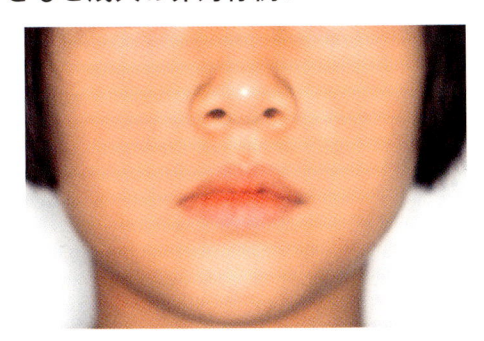

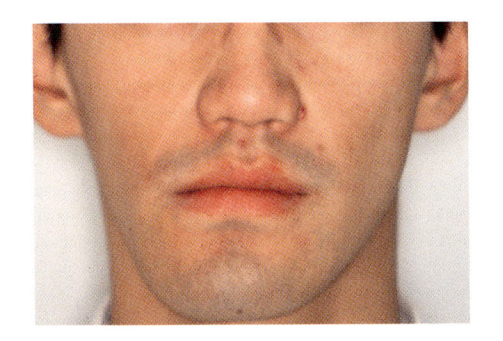

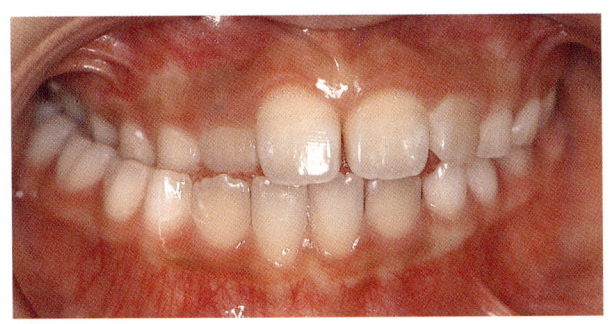

図3-3a, b　8歳4か月の子どもの非対称例．

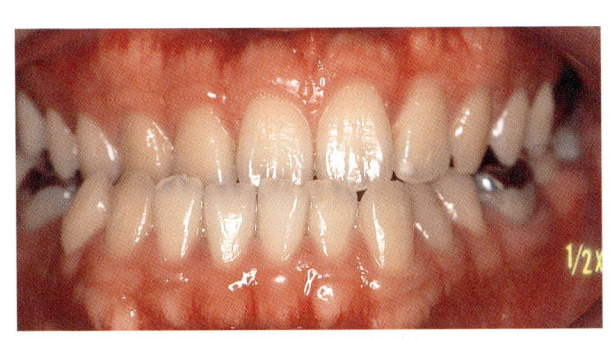

図3-4a, b　26歳2か月の成人の非対称例．

図3-5のように，子どもの非対称は，ほとんどが下顎の位置のズレによるものであり，下顎骨体部の左右差は少ないので，上顎骨の拡大だけで改善することが多い．

＜上顎骨の拡大のみで改善された子どもの例＞

上顎骨の拡大

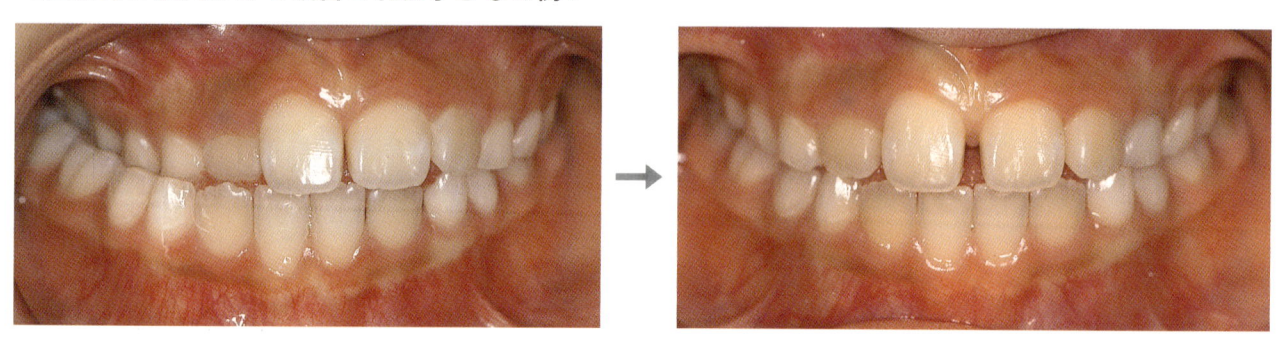

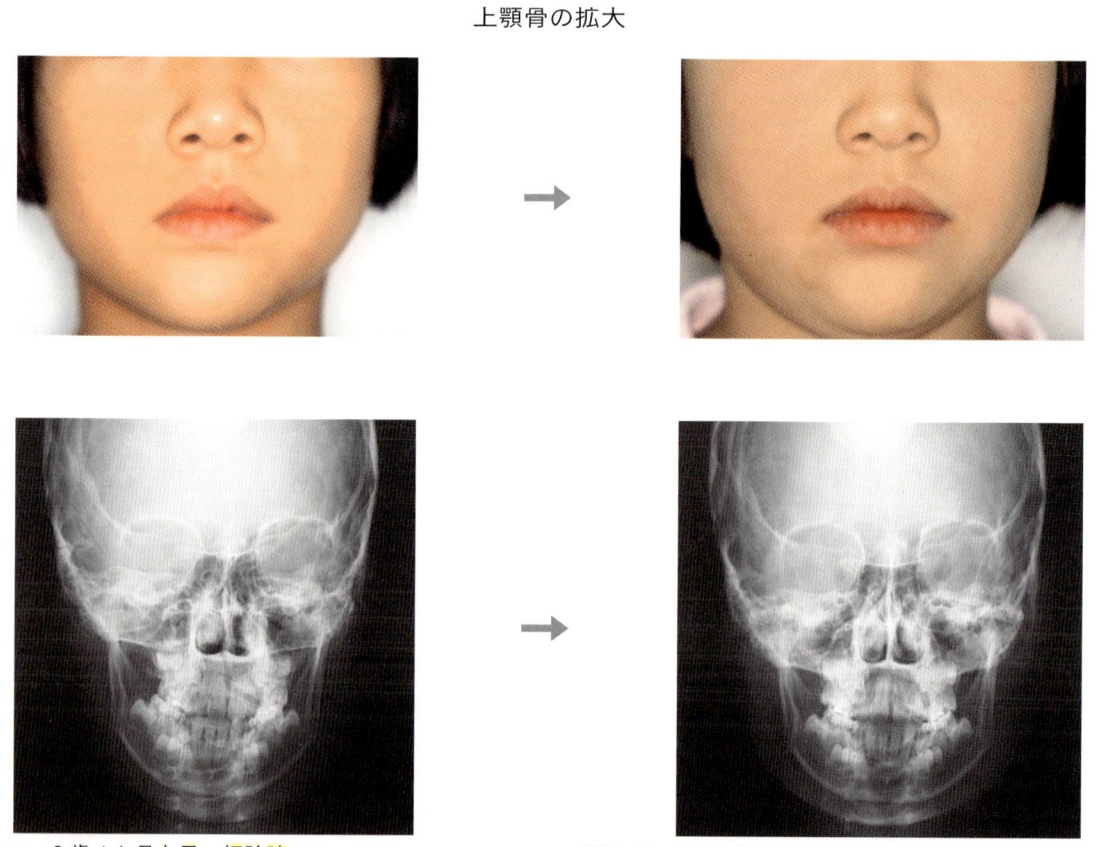

図3-5a〜c　8歳4か月女子，初診時．　　　　図3-5d〜f　8歳6か月，拡大後．

ポイント13　非対称の発見を一番に

　図3-6のように，成人の非対称は，骨体部の大きさに左右差が認められるため，改善には外科手術を併用して骨の大きさを変えなければならない．顔の歪みという患者の主訴を改善するためには，外科手術を適応せざるをえなくなることが多い．

＜成人の非対称症例の改善には外科的矯正治療が必要＞

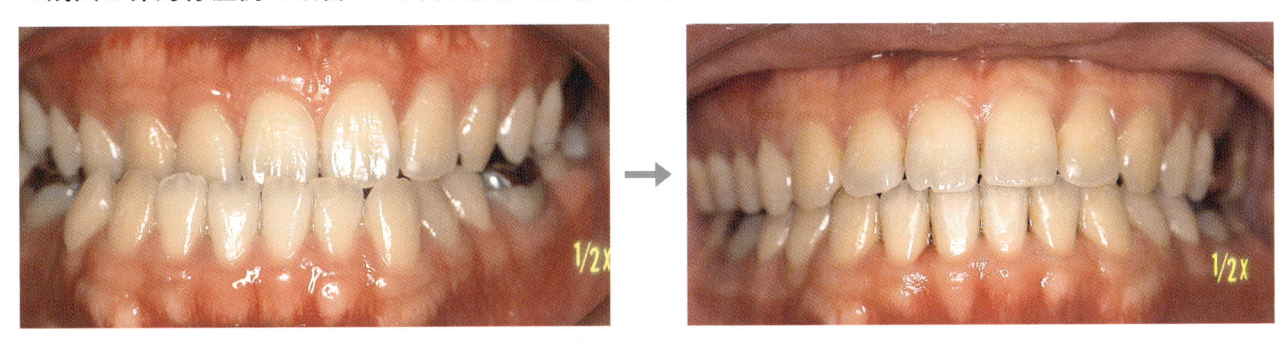

外科的矯正治療
（骨を切る方法）

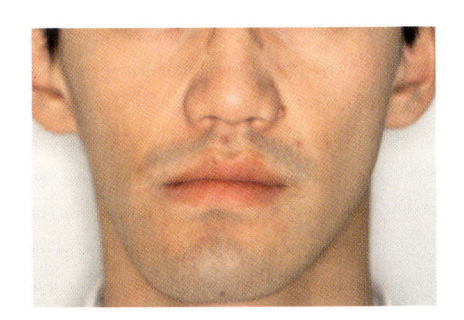

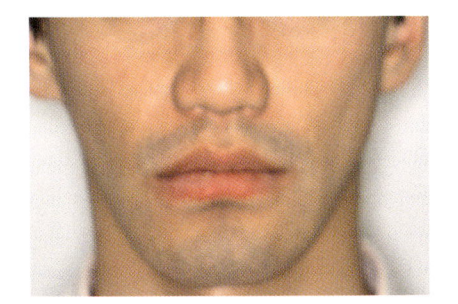

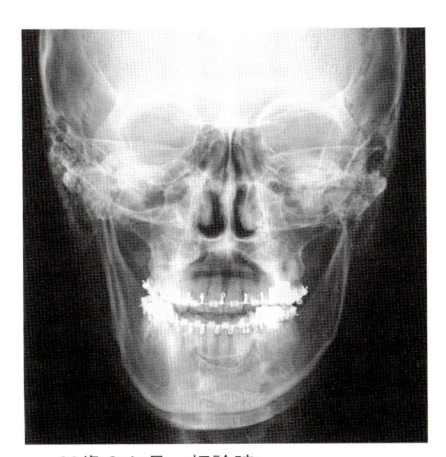

図3-6a〜c　26歳2か月，初診時．

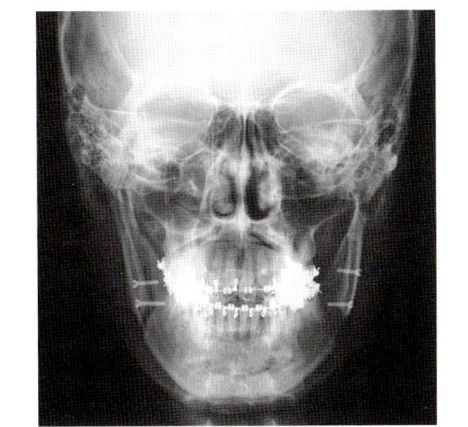

図3-6d〜f　27歳9か月，手術終了後．

a	d
b	e
c	f

● **上顎骨の拡大のみですべてが解決されるわけではない**

　子どもの交叉咬合症例のすべてが，単純に上顎の拡大だけで治療できるわけではないことも知っておいてほしい．

　図3-3の女子も，一期治療でいったん非対称が改善され，その後も問題がなく成長していくと予想していたが，高校1年生の時に，右側顎関節雑音を訴えて来院した．顎関節症に対する矯正治療の考え方を了解いただいたうえで(ポイント23参照)，スプリント療法の後，エッジワイズ法にて二期治療を行った結果，顎関節の状態も改善された(図3-7)．

＜一期治療で上顎の拡大後，二期治療が必要になった例＞

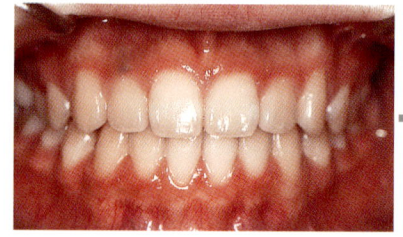

図3-7a　観察期間中に右側顎関節に雑音を認めた時の咬合．

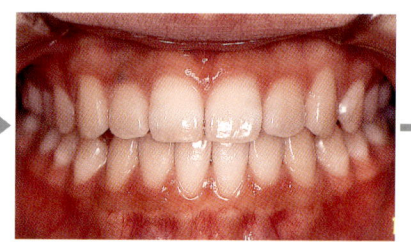

図3-7b　スプリント療法後の咬合．

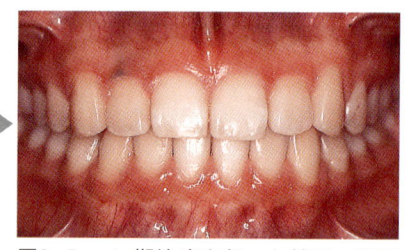

図3-7c　二期治療を行った結果，顎関節症状は改善した．

　図3-8は「近くの歯科で上あごを拡げてもらったけれど，顔がどんどん歪んでくるのですが…」と，セカンドオピニオンを求めて相談に来られた8歳4か月の男子である．長期のコントロールを必要とし，将来外科的矯正治療の可能性もあるため，当院に転医となった．拡大だけで大きな効果が得られる場合もあるが，そうではない場合もあることを知っておかなければならない．

＜上顎拡大だけでは改善されなかった交叉咬合の例＞

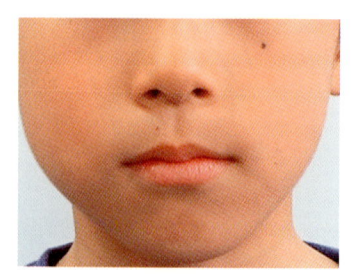

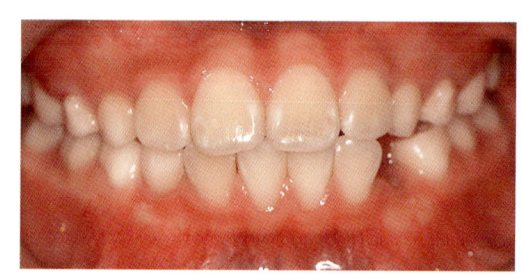

図3-8a, b　上顎拡大後も非対称が残存している．

ポイント13　非対称の発見を一番に

●**外科的矯正治療の可能性についての説明も重要**

　外科的矯正治療とは，上顎骨や下顎骨の大きさや位置に問題があり，矯正治療単独では，良好な咬合の確立が難しい場合，あるいは患者が顔貌の変化を望む場合に，口腔外科医による外科手術を併用して行う矯正治療のことを言う．通常，手術後の咬合を整えるための術前矯正に1年ないし2年，手術後の安定を確認しながら微調整を行う術後矯正に半年ないし1年を要する．入院は1〜2週間で，全身麻酔下で行われ，術直後は上下顎を顎間固定するため，流動食となる．

　図3-9は手術の1例である．口腔内からアプローチするので，スクリュー挿入時の小さな痕以外は顔の表面に傷は残らないが，下口唇のしびれなど，リスクがまったくないわけではないので，十分に理解していただく必要がある．下顎骨単独手術の場合もあれば，上下同時の場合もあり，口腔外科医と矯正歯科医が，共同で手術のプランを作成する．

　近年，手術法や術後管理も以前に比べかなり改善されてきたものの，やはり患者の肉体的精神的負担は今も小さくはない．外科手術を抵抗なく受け入れられるか，逆に大きな抵抗を感じるかは，個人個人で異なる．手術を避けたいと願う親子の願いを一期治療によって叶えてあげたい．

　ただし，一期治療を行っても外科的矯正治療となる場合もあることを，患者と両親には伝えておかなければならない．その可能性が高い場合はP.54のように，一期治療を行わずに，成長が終了して外科的矯正治療ができるようになるまで待つほうが良いと判断する．その見極めが重要であり，患者が十分に理解できるような説明が必要とされる．

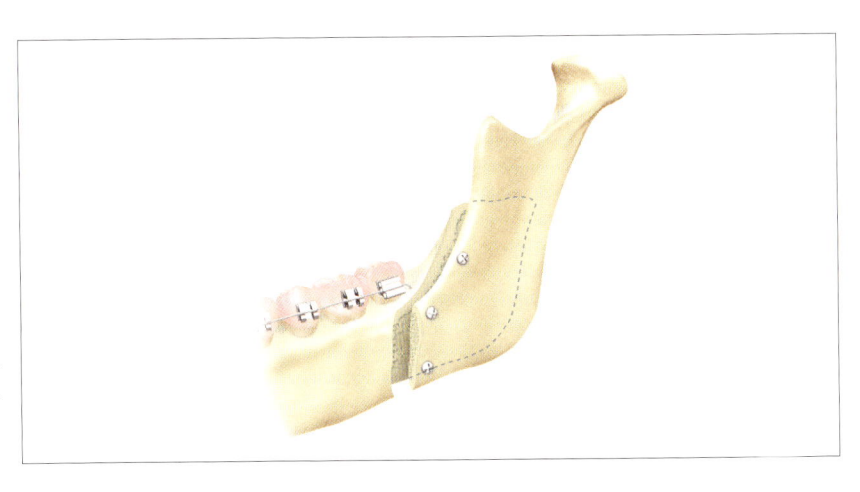

図3-9　外科手術の1例(Proffit W R. Contemporary Treatment of Dentofacial Deformity. St. Louis：Mosby, 2003；319, Fig. 10-13を引用改変)．

顔面の非対称を起こしてくる咬合　その2：鋏状咬合

●鋏状咬合も顔面の非対称の原因となりうる

　図3-10は，初診時よりやや左咬みの癖はあったものの，一期治療の後4か月ごとの経過観察中に，4|が鋏状咬合の状態に萌出したことが原因で，顔面の非対称が急に大きくなったと思われる症例である．

＜定期観察中に上顎右側第一小臼歯が鋏状咬合の状態に萌出（図3-10）＞

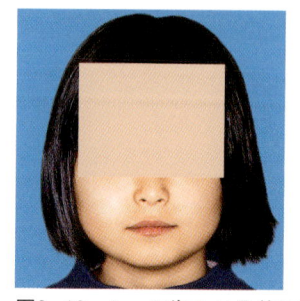

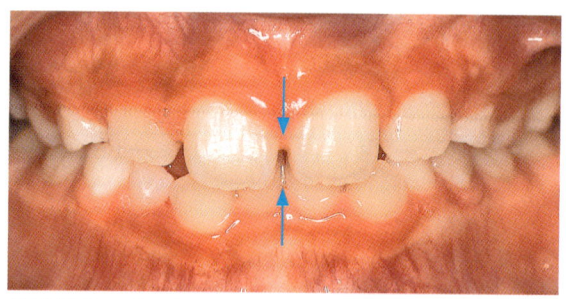

図3-10a, b　8歳7か月（初診時）：正中は合っていた．

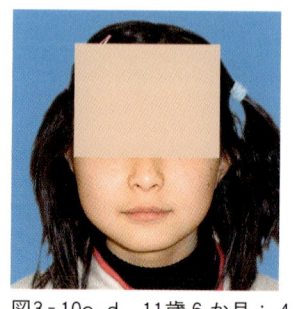

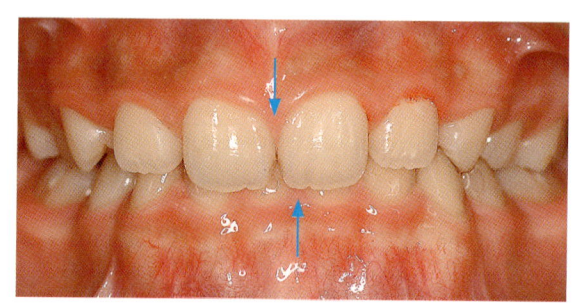

図3-10c, d　11歳6か月：4か月ごとの経過観察中に 4|が鋏状に萌出してきたために，下顎が左側へ偏位したと思われる．

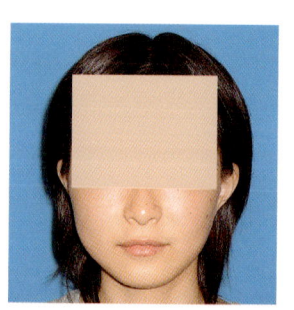

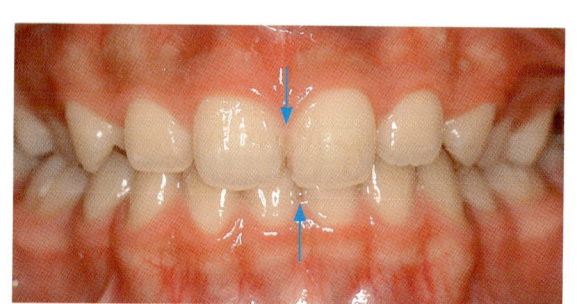

図3-10e, f　12歳11か月：鋏状咬合を改善後．FKOにて下顎を右へ誘導しながら右で咬むことを指示した．少し改善されてきている．

ポイント13　非対称の発見を一番に

顔面の非対称を起こしてくる可能性がある症例

●単純な叢生に見えても，早期接触から習慣性咬合位へ，左右に顎位が偏位する場合は要注意である

　図3-11は9歳5か月の男子である．一見単なる叢生に見受けられる（図3-11a）が，早期接触時（図3-11b）には上下の正中線が一致している．|2の舌側転位が下顎の偏位を生じさせている叢生症例であることがわかる．将来，顔面の非対称や，左側顎関節に問題を起こしてくる可能性も考えられる．

　過剰に心配させてもいけないが，単純な叢生との差を，ご家族には説明してあげてほしい．

＜上顎左側側切歯の舌側転位が下顎の左側への偏位を生じさせている症例＞

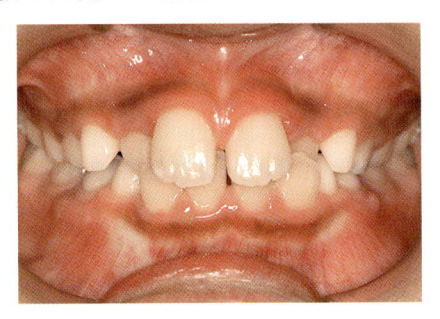

図3-11a　9歳5か月男子．習慣性咬合位では，単純な叢生に見えるが…．

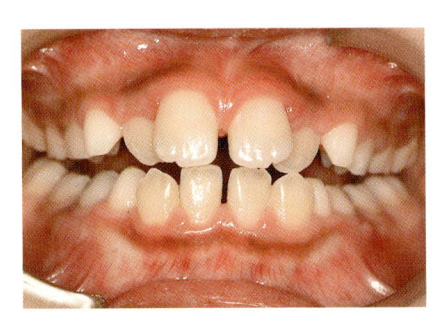

図3-11b　早期接触時には，上下の正中線は合っている．

まとめ　骨格性の非対称となる前に対応して，外科的矯正治療を回避したい．

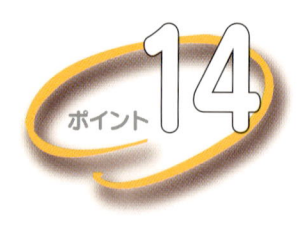

ポイント14 早期に対応したい出っ歯と反対咬合とは？

上顎前突（出っ歯）：下顎骨の劣成長に着目する

＜骨格性の上顎前突＞

a	b
c	d

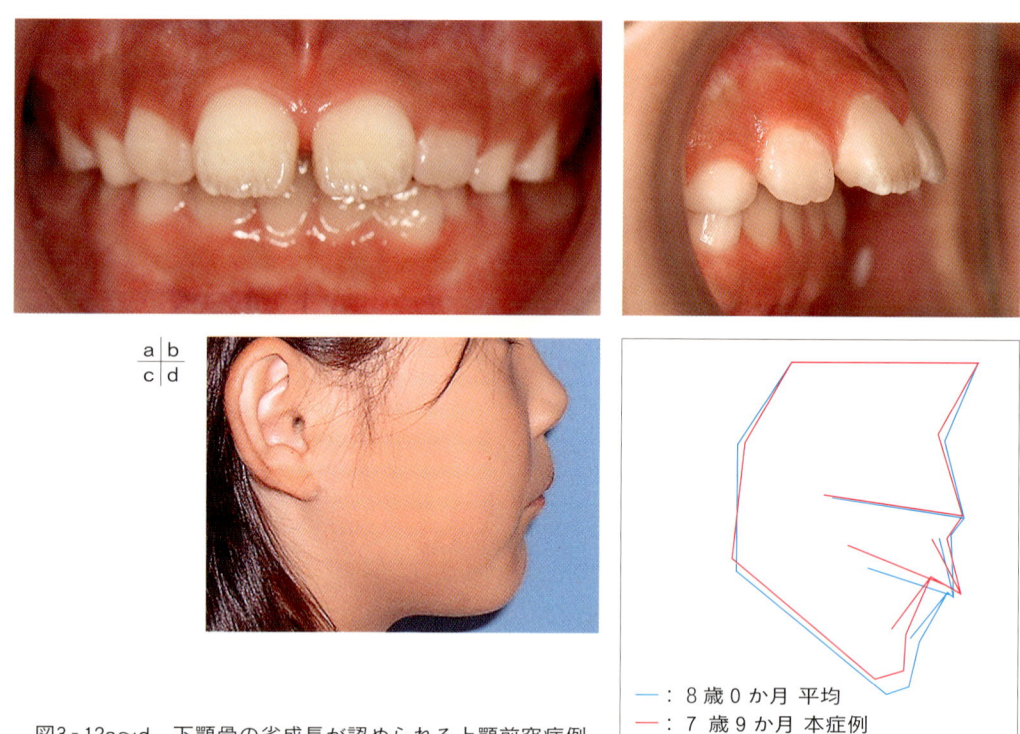

図3-12a〜d　下顎骨の劣成長が認められる上顎前突症例．

──：8歳0か月 平均
──：7歳9か月 本症例

　いわゆる出っ歯と呼ばれている症例には，上顎骨に対し下顎骨が小さいか後方位に位置して臼歯関係がⅡ級となっている骨格性の上顎前突と，上下顎骨の大きさのアンバランスは少なく臼歯関係もⅠ級を呈している歯槽性の上顎前突症例がある．

　上下顎骨のアンバランスがある場合には，上顎骨の過成長は稀で，下顎骨の劣成長または後方位であることが多い．一期治療による下顎骨へのアプローチが望まれる症例である．放置すれば，外科的矯正治療で対応しなければならなくなる確率が高く，外科を併用しない場合は，上下前歯の歯軸に妥協をしなければならない症例となる．

　この一期治療では，上顎前歯を後方移動することよりも，下顎の成長促進を試みることが重要である．その効果次第で，二期治療において抜歯か非抜歯か，外科的矯正治療か否かが決まる．

ポイント14　早期に対応したい出っ歯と反対咬合とは？

＜歯槽性の上顎前突＞

a	b
c	d

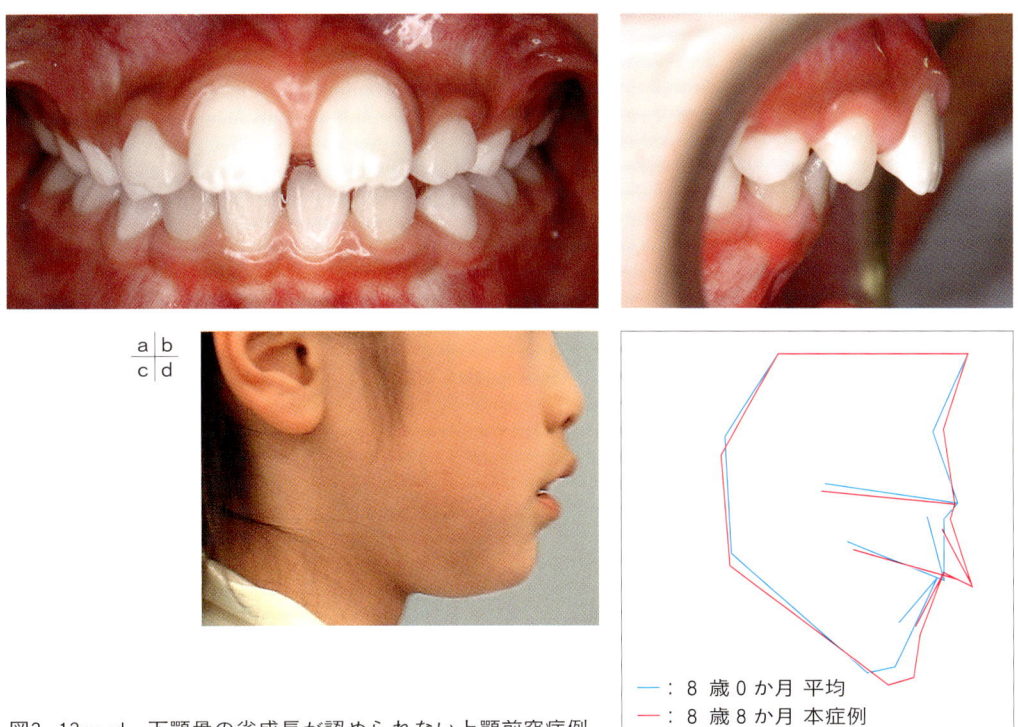

図3-13a〜d　下顎骨の劣成長が認められない上顎前突症例．

――：8歳0か月　平均
――：8歳8か月　本症例

　図3-12の出っ歯の症例は，骨格性上顎前突症例である．プロフィログラムの平均値との重ね合わせより，下顎の劣成長が明らかである．
　一方，図3-13はオーバージェットは同じように見える出っ歯でも，プロフィログラムの重ね合わせからは，下顎骨はむしろ平均値よりも大きいぐらいである．

　将来外科的矯正治療症例へと発展していく可能性の高い症例の多くは，下顎の劣成長を認める骨格性の上顎前突である．口腔内だけでなく，骨体部のアンバランスの有無を確かめることが重要である．

47

骨格性の上顎前突症例でも，一期治療で下顎の成長を促すことができれば，外科手術も抜歯をも回避することが可能である．

　図3-14は，ポイント4で紹介した舌と口唇の癖をともなった骨格性の上顎前突症例である．本症例は口腔筋機能療法を併用し，上顎前歯部の叢生をセクショナルアーチで改善後，ヘッドギアと斜面板を用いながら下顎歯列をバイヘリックスで拡大して一期治療を行った．

＜舌・口唇癖をともなった骨格性の上顎前突症例：初診時＞

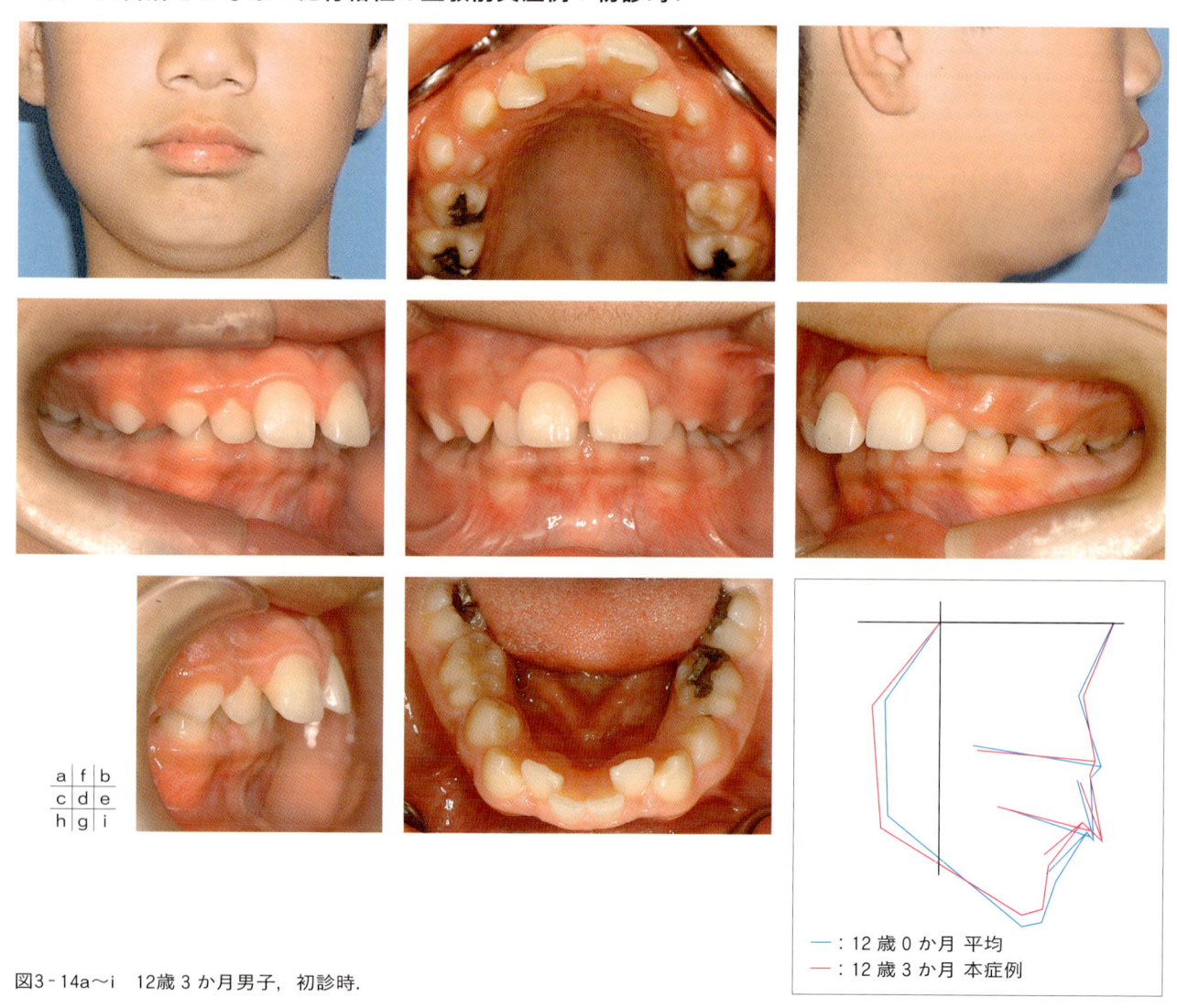

図3-14a〜i　12歳3か月男子，初診時．

ポイント14　早期に対応したい出っ歯と反対咬合とは？

　図3-15は17歳0か月，二期治療終了時である．トータルの期間は長くても，実際に子どもの負担となっていたであろう期間は，一期と二期の約1年半ずつである．一期治療を行わずに放置した場合，外科的矯正治療症例もしくは，上下顎の小臼歯と上顎大臼歯の合計6本を抜歯しなければ治療できない症例になった可能性はきわめて高いと思われる．

＜舌・口唇癖をともなった骨格性の上顎前突症例：二期治療終了時＞

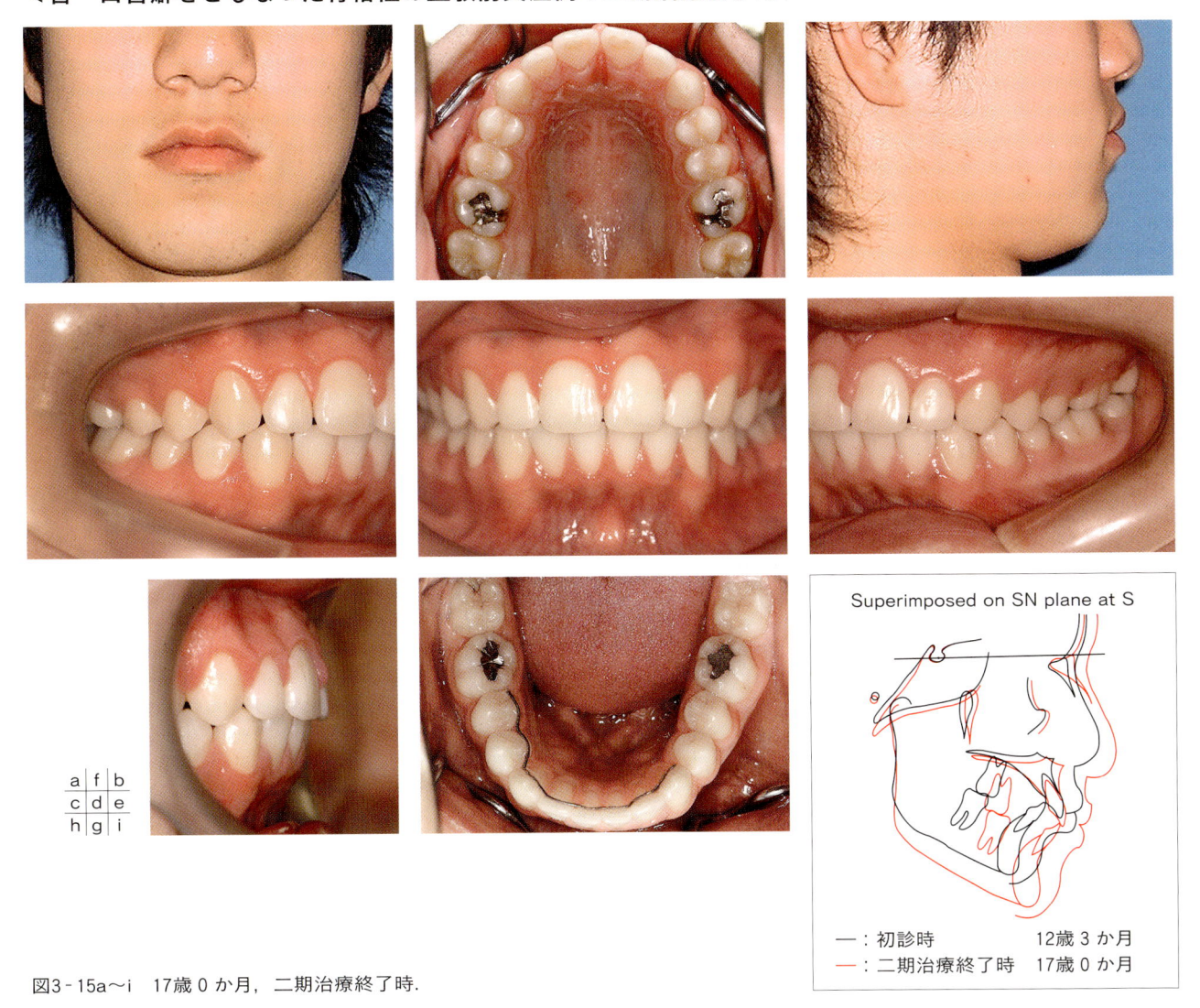

図3-15a～i　17歳0か月，二期治療終了時．

図3-16は11歳7か月の骨格性上顎前突の男子である．側貌所見においてオトガイ部の後方位，下口唇の翻転が認められる．ANBは9.4で，臼歯関係はⅡ級，オーバージェットは9mmであった．

＜ EOAで治療した骨格性の上顎前突症例：初診時 ＞

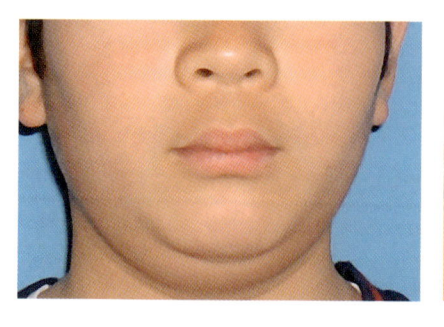

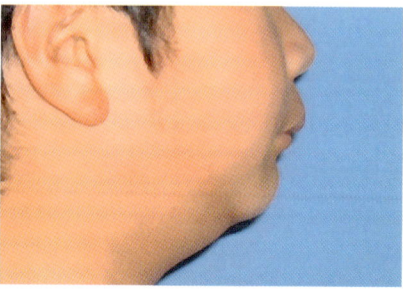

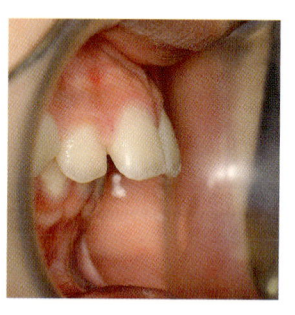

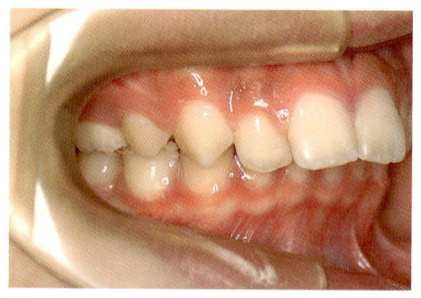

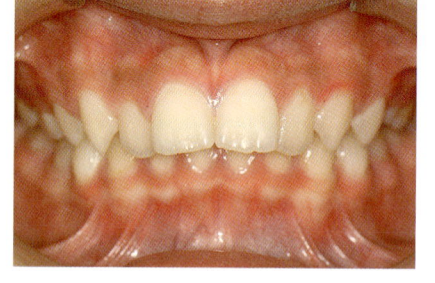

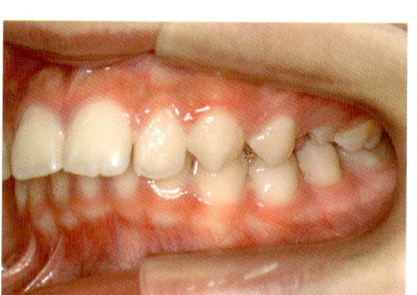

図3-16a〜g　11歳7か月，初診時．

本症例には図3-17のようなElastic Open Activator(EOA)とヘッドギアを用いて治療した．

＜ Elastic Open Activator ＞

図3-17a, b　Elastic Open Activator.

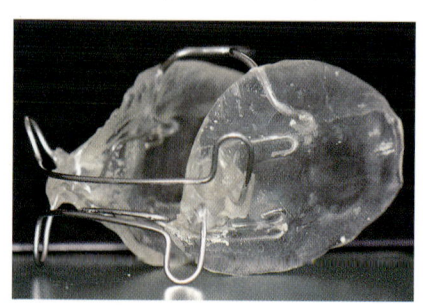

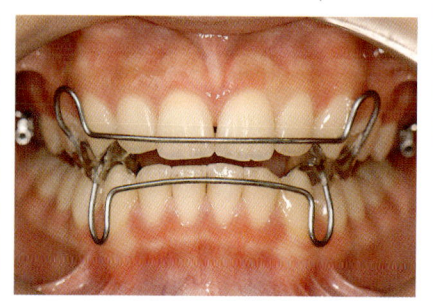

―：12歳0か月 平均
―：11歳4か月 本症例

ポイント14　早期に対応したい出っ歯と反対咬合とは？

図3-18は9か月後の12歳4か月時である．プロファイルは改善され，臼歯関係はⅠ級に，オーバージェットも2mmに改善された．重ね合わせから下顎骨の成長が確認できる．

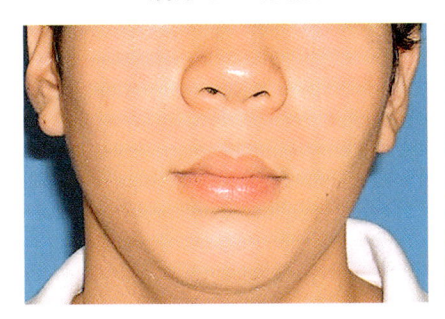

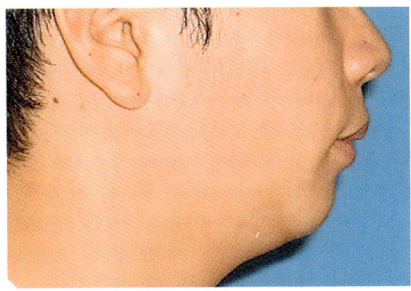

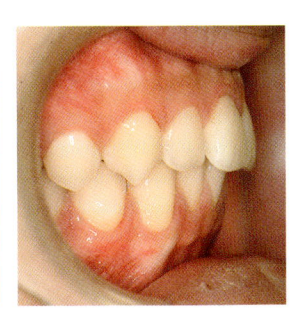

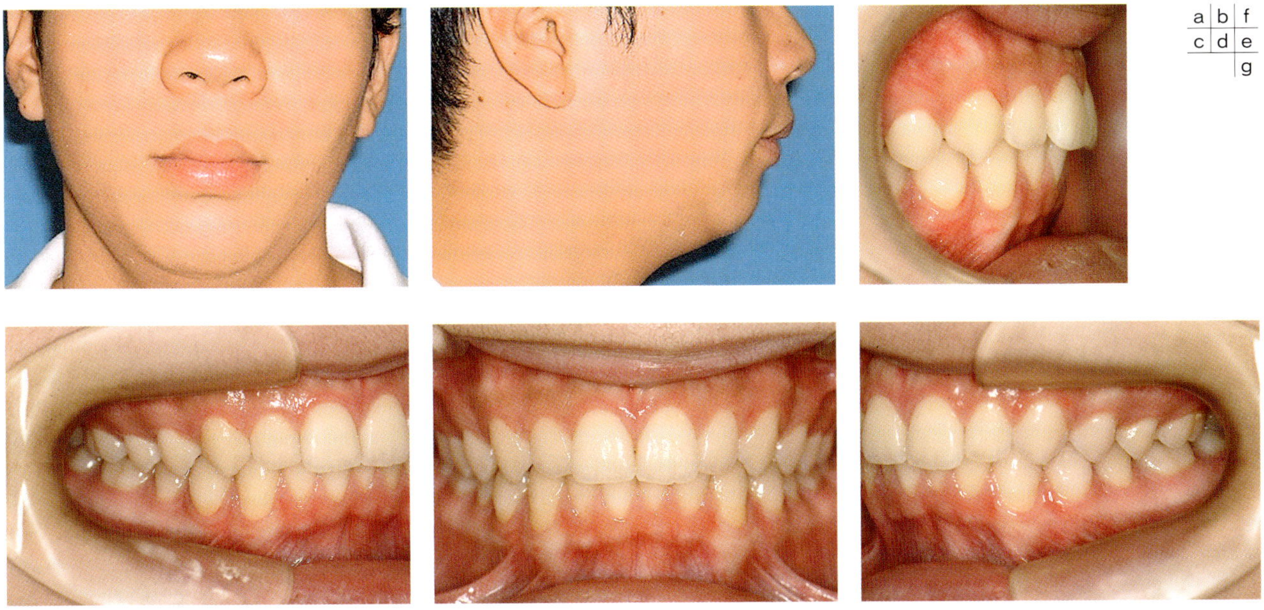

＜EOAで治療した骨格性の上顎前突症例：EOA終了時＞

a	b	f
c	d	e
	g	

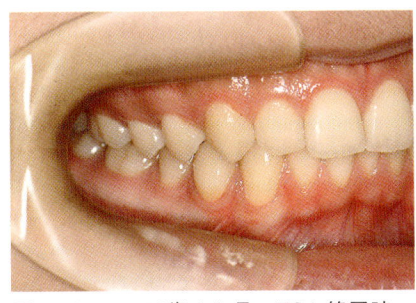

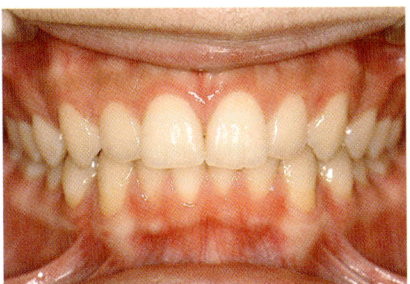

図3-18a〜f　12歳4か月，EOA終了時．

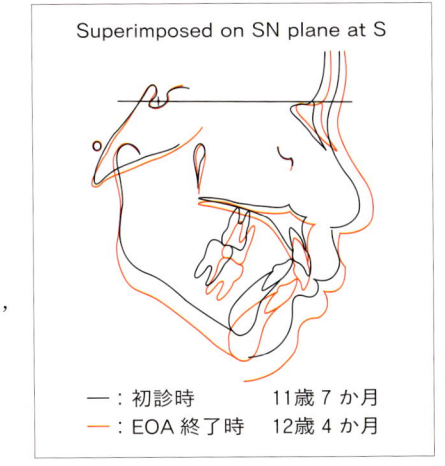

Superimposed on SN plane at S

— ：初診時　　　　11歳7か月
— ：EOA終了時　　12歳4か月

　このような症例では装置の効果か，自然の成長量かという議論がつきまとうが，下顎を前方に位置づけることで下顎の成長を促進することができるということは，エビデンスとして証明されてきている[27]．また，上顎歯列弓の拡大も下顎の前方成長には不可欠であり，装置を使用しなければ，本人が本来もっていた成長量すら引きだすことができなかったと考えられる．

　下顎劣成長のまま，上顎小臼歯を抜歯して治療することもできるが，下顎の成長を引きだすことにより，バランスのとれた上下顎関係を構築し，非抜歯で治療を終了するほうが，より高いゴールをもたらすことができると考える．

反対咬合：早めの対応，長い経過観察が不可欠

　骨格性の反対咬合には，上顎骨の劣成長もしくは下顎骨の過成長，および両者の場合がある．ポイント12の解説のように上顎骨は頭蓋骨に，下顎骨は全身成長に似た成長パターンをとるため，上顎骨への対応は早期の開始が望ましい．古くから用いられてきたチンキャップの効果には賛否両論があり，筆者は上顎骨の拡大，前方牽引を主な治療法としている．

　図3-19は複数の矯正歯科医から，一期治療での被蓋改善は無理であり，将来外科的矯正治療を受けるまで待つように言われたという6歳8か月の女子である．いったん被蓋改善ができたとしても，思春期成長期に下顎が伸びることによって外科的矯正治療の適応になる可能性も高いことを理解いただいたうえで治療を開始した．上顎骨の拡大と前方牽引および上顎前歯の排列を行って，約1年間の一期治療を終えた．

　たとえ将来外科的矯正治療になったとしても，いったん正常被蓋になったことで子どもの喜びは大きいと思われ，外科手術を避けられるなら努力を惜しまないという親子の助けになってあげられた症例である．

＜将来外科的矯正治療を受けることになるまで待つよう言われたという症例＞

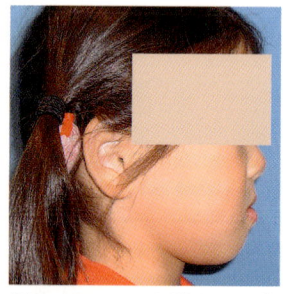

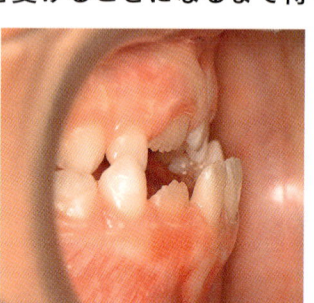

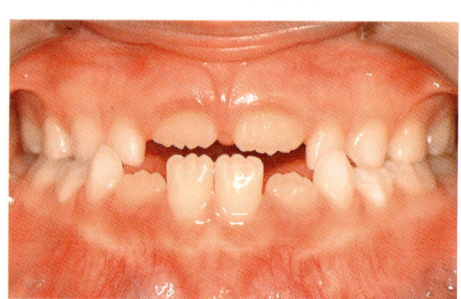

図3-19a〜c　6歳8か月女子（初診時）．上顎骨の拡大・前方牽引・上顎前歯の排列．

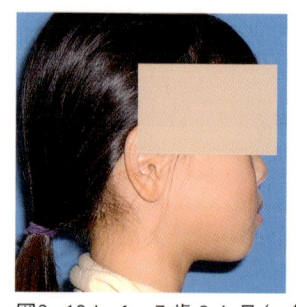

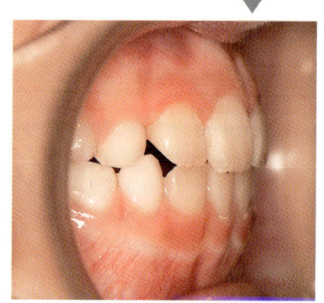

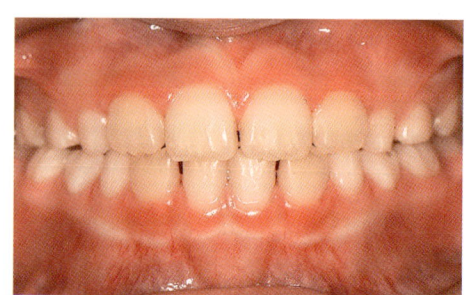

図3-19d〜f　7歳8か月（一期治療終了時）．
図3-19　上顎骨の拡大・前方牽引で被蓋が改善できた例．

ポイント14　早期に対応したい出っ歯と反対咬合とは？

　図3-20は，反対咬合を呈する初診時10歳3か月の男子である．一期治療として上顎骨の前方牽引のみを約4か月行った結果，被蓋が改善され安定した咬合を獲得することができた症例である．その後片側噛みをやめるよう指導しつつ定期観察を続けた．13歳の時，7|が頰側に萌出してきたので，3か月ほど床装置を用いて改善した．16歳で身長の伸びがほぼ終了した時に資料採得を行い，二期治療には移行しないこととなった．高校を卒業するまでは半年に1回の経過観察を続ける予定である．

　一期治療を行わずに放置すれば，おそらく外科的矯正治療の適応となった確率が高い症例と考える．

　症例によっては，経過観察中の思春期成長期に再度，上顎骨の拡大および前方牽引を行うことで，外科手術を回避することもある．

＜4か月の上顎骨の前方牽引のみで正常な発育へ軌道修正できた症例＞

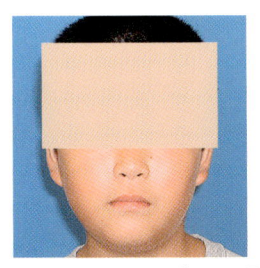

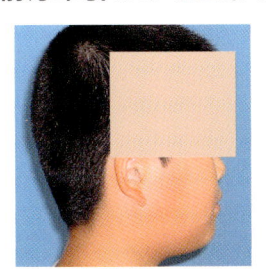

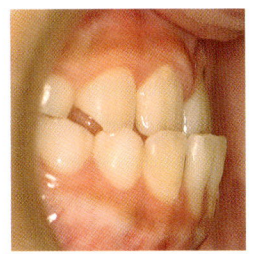

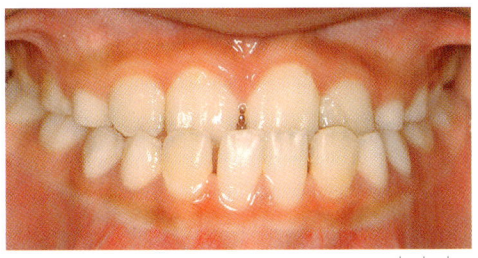

図3-20a〜d　10歳3か月．　　　　　　　　　　上顎骨の前方牽引．　　　　　　　　　　a|b|c|d

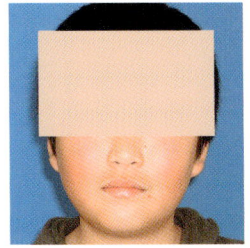

図3-20e〜h　10歳7か月．　　　　　　　　　　経過観察．　　　　　　　　　　e|f|g|h

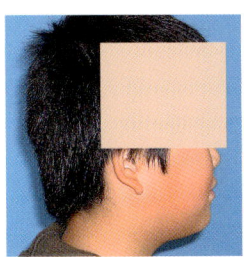

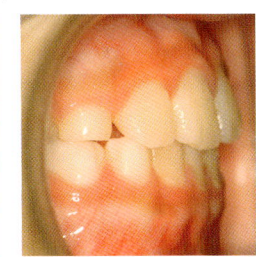

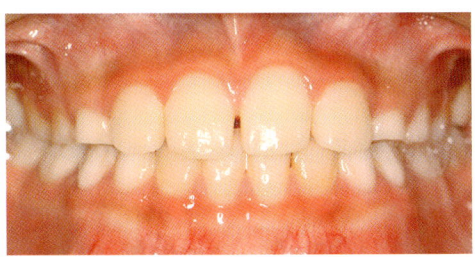

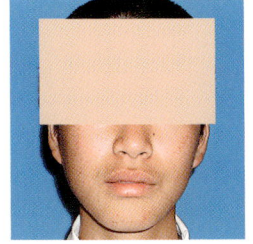

図3-20i〜l　16歳10か月．　　　　　　身長の伸びが終了する時，下顎の伸びもほぼ終了する．　　i|j|k|l

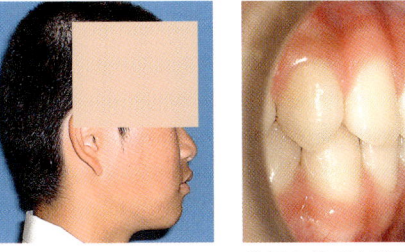

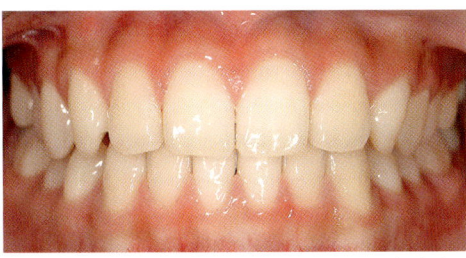

図3-20　長期の経過観察を行っている様子．

外科的矯正治療を待つ症例もある

　一期治療を行わずに成長発育の終了を待って，外科的矯正治療(P.43参照)を予定とする症例も存在する(図3-21)．一期治療成功の確率がかなり低いと判断された場合は，介入しないで経過観察のみを行うことを勧める．

　図3-21は10歳8か月の女子である．乳歯は残存するものの，全身の成長は終了しており，一期治療を試みるよりも，外科的矯正治療を待つことを治療方針として選択した．

＜一期治療を行わずに外科的矯正治療を待つ著しい骨格性下顎前突症例＞

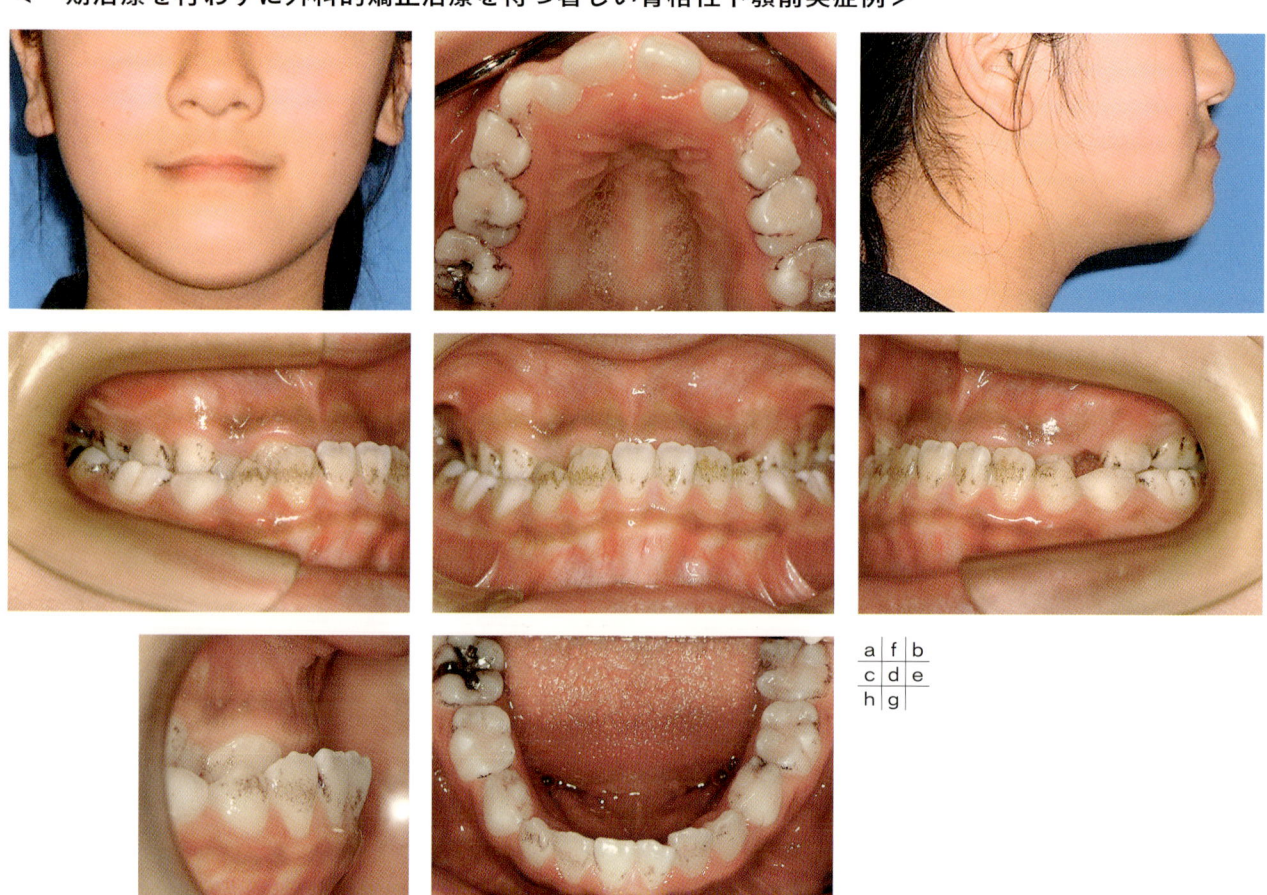

a	f	b
c	d	e
h	g	

図3-21a〜h　10歳8か月女子．

機能面の改善も重要

　ポイント2でも紹介したように口呼吸，低位舌が思春期成長期の下顎の伸びを助長する可能性が考えられるため，思春期成長期を迎える前に，安静位での舌の位置を習得させることが重要である．**ポイント5**で紹介した筋機能療法(MFT)に加え，舌位が下がらないように，**図3-22**のようなウェッジプレートも併用している．ウェッジプレートについては成書にゆずる[30]．

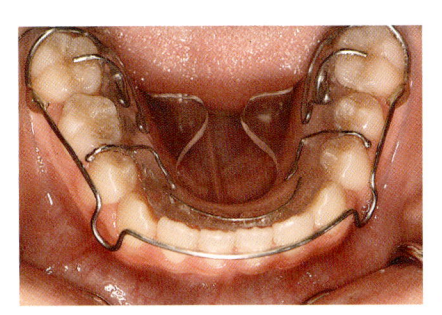

図3-22　ウェッジプレート．

成長終了後までフォローアップが大切

　当院では，どの症例も高校3年生までは観察を続けている．反対咬合の症例はとくに，一期治療での治療後，思春期成長期に再度下顎骨の旺盛な成長を認めたり，身長の伸びが終了した後も，下顎の伸びが続いたりすることもしばしばあるので，きちんとした経過観察が必要である．一期治療のみを担当するだけのつもりなら，その点をきちんと患者さんに伝えておき，問題が発生しないように気をつけたい．

まとめ　骨格性の出っ歯と反対咬合を早期に発見し，上下顎骨にアプローチしながら，悪化の要因となっている悪習癖を取り除くことにより，外科的矯正治療を回避できる確率を上げることができる．

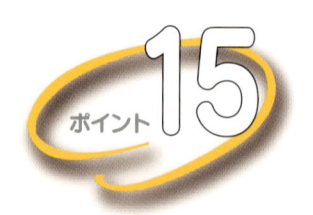

ポイント15 開咬は咀嚼・嚥下のコントロールが重要

本来，上下の歯は咬合するようにできている

　動物の歯は消化器官の第一番目として，摂り入れた食べ物を食道を通りやすく，胃が消化しやすい状態に咀嚼して，つぎの消化器官に送り込むという使命をもって存在する．したがって邪魔するものがなければ，上下の歯は咬合するようにできているはずである．対合歯を失った場合，歯が挺出してくるのを見てもわかる．邪魔するものとしては，指しゃぶりやおしゃぶりであり，さらに重大な鍵を握るのが舌と口唇である．

装置による治療よりも機能的改善が要求される

　矯正治療を成功させることと後戻りを防ぐことが，もっとも難しいのは開咬である．ということに反論する矯正歯科医はいないだろう．形態を改善することにより，自然に機能も改善されてくる例もある半面，どんな装置を使っても空隙が閉じない，無理に上下の隙間を閉じることができたとしても，装置を外せばすぐに戻るといった経験を誰もがしているであろう．

　図3-23は転医前の診療所で，ほぼ満足できる状態に終了されていた症例であるが，装置撤去後5か月目で当院を受診した際には，きちんと保定装置を装着していたにもかかわらず，開咬状態を呈していた．

＜装置撤去後5か月で開咬を呈していた転医症例＞

a	c
b	d

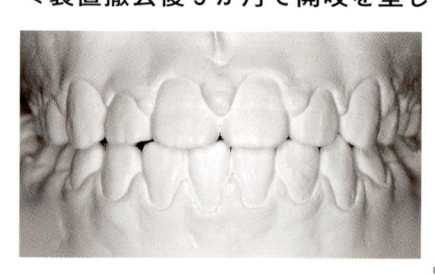

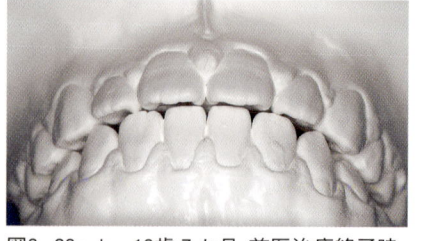

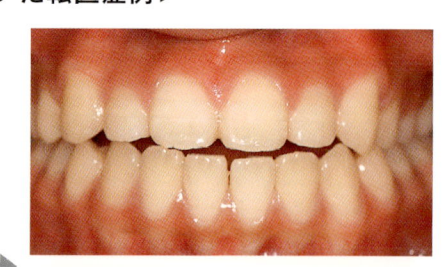

図3-23a, b　13歳7か月，前医治療終了時． 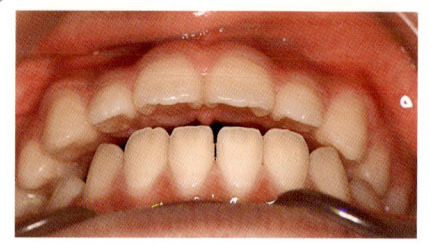　　図3-23c, d　14歳0か月，当院の初診時．

図3-24は，水を嚥下する様子を記録したビデオからのひとコマである．上下の歯と歯の間に舌を挿入し，口唇を吸い込んで嚥下しようとしていることがわかる．口角鉤をはずして，舌と口唇が自由に歯と歯の間のスペースに挿入できる状態になって初めて嚥下できた．このとき，開咬状態をつくりだすような強い力が歯に作用していることが，容易に推測される．ほぼ良好な状態に終了したと思われても，後戻りがすぐに生じたのは当然のことであろう．

＜装置撤去後，すぐに開咬が生じた症例のビデオのひとコマ＞

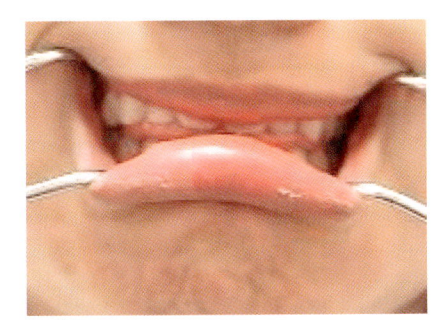

図3-24　口角鉤がある状態では，水を嚥下できない様子がよくわかる．

機能的改善には，口腔筋機能療法（MFT）を

　前述のように本来，じゃまをしている原因を取り除けば歯は咬合するようにできており，逆にじゃまする原因をそのままにしておいて，改善はありえない．図3-25は，ポイント5で紹介したMFTにより改善が認められつつある症例である．前歯部の叢生をセクショナルアーチで改善した後は，MFTのみを続けた．

＜MFTだけで開咬が治ってきた例＞

a | b

図3-25a　9歳11か月時．前歯部叢生を改善後，MFT開始．
図3-25b　10歳8か月時．MFTのみで改善がみられる．

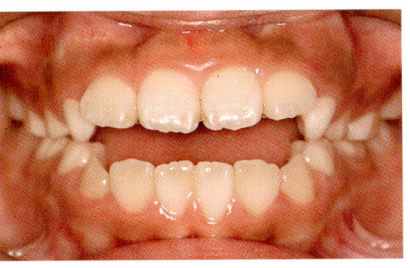

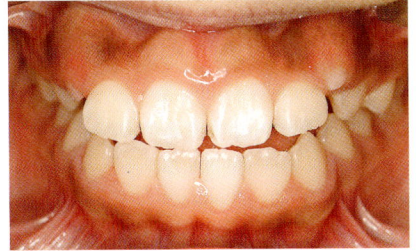

まとめ　開咬の治療には，舌・口唇癖を改善し，歯が本来もっている咬合しようとする力を引きだすことが必要とされる．

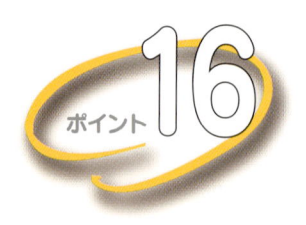

ポイント16 過蓋咬合は顎関節症を起こしやすい

　過蓋咬合を放置した際に心配な点と言えば，顎関節症を起こしてくる可能性が高いということであろう．関節由来，筋肉由来のいずれも経験する．下顎の前方への成長が阻害されることにより，問題が生じていると考えられるため，思春期成長期前に改善してあげたい．

＜夜間の歯ぎしりが下顎右側犬歯を咬耗させていた症例＞

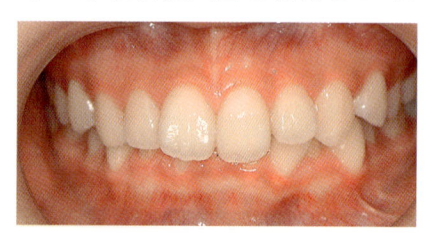

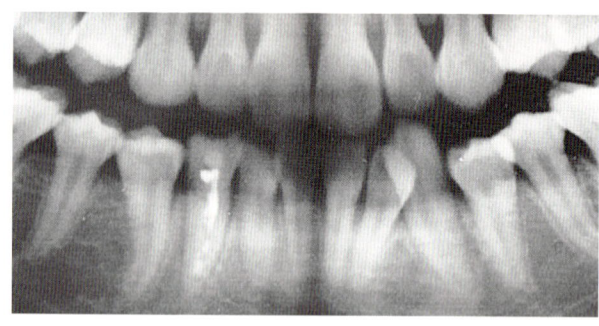

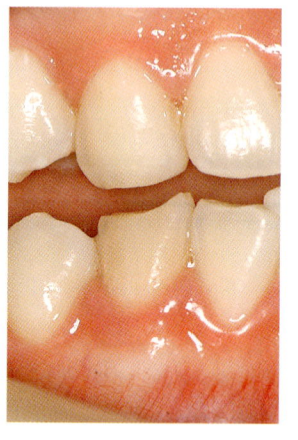

図3-26a〜c　13歳0か月女子，初診時．
図3-26b　3̄ がすでに抜髄されていた．
図3-26c　3̄ の咬耗が著しい．

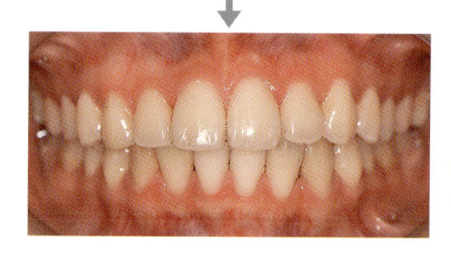

図3-26d　14歳9か月，動的治療終了時．過蓋咬合を改善することにより，起床時の首の凝り，疲れが解消した．

　図3-26は13歳0か月の女子で，下顎前歯の叢生と起床時の首の凝り，疲れを主訴として来院した．過蓋咬合であり，3̄ は冷水痛で抜髄されてしまうほど咬耗していた．スプリント療法の後，過蓋咬合を矯正治療により改善した結果，起床時の首の凝り，疲れはすっかり消失した．過蓋咬合が原因となっていたことが推測される．抜髄する前に対応したかった症例である（ポイント28参照）．

> **まとめ**　下顎の前方への成長を引きだすために，過蓋咬合も思春期成長前に治療しておきたい．

第4章

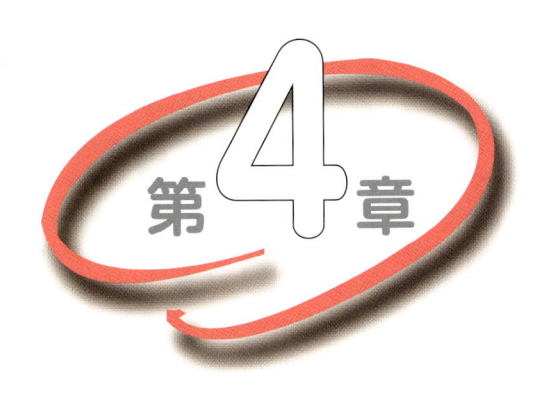

問題発見のための着目ポイント —歯の萌出の問題—

学校健診や毎日の診療で
骨格の問題と同様に注意してほしいのが，歯の萌出の問題である．
歯の萌出の問題も，早期に発見できるか否かで
その後の治療の難易度が大きく変わってくる．
見落としてほしくない歯の萌出の問題について述べる．

ポイント17：永久歯の萌出の問題も要チェック 60
ポイント18：下顎前歯の萌出状況をどう判断するか？ 61
ポイント19：上顎前歯の萌出が引き起こす問題，歯肉退縮と顎位の変化 64
ポイント20：片側だけ萌出し，反対側の同名歯が萌出していないときは要注意
　　　　　　—上顎中切歯，上顎犬歯，下顎犬歯，上顎小臼歯— 68
ポイント21：両側性に歯胚の位置の問題を生じている場合もある 79
ポイント22：第一大臼歯と第二大臼歯萌出時の問題 80

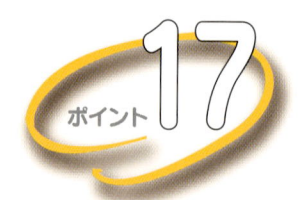

ポイント17 永久歯の萌出の問題も要チェック

　学校健診や毎日の診療で，骨格の問題と同様に着目しなければいけないもうひとつの問題が，歯の萌出である．

　最初に生え変わる下顎切歯は，保護者の関心が高く，わずかな叢生でも相談されることがよくある．簡単そうでいて，どう答えるべきか迷うのではないだろうか．叢生の改善を重視するあまり早期に乳前歯を抜歯すると，下顎歯槽骨の発育を妨げる結果になることもあり，要注意である．次いで萌出してくる上顎前歯と下顎前歯との間に生じる問題としては，一歯反対咬合が外傷性咬合となっているために生じる歯肉退縮が重大である．また，上顎前歯萌出時に生じる下顎の偏位にも注意したい．

　永久歯の萌出のもっとも大きな問題として捉えられるべきことは，歯胚の位置や方向の異常による問題であろう．反対側の同名歯が完全に萌出しているにもかかわらず，もう一方が萌出していない場合は，できるだけ早い時期に，エックス線による精査を勧めたい．発見が遅れると重大な問題を生じたり，治療が難しくなるので，しっかりチェックしたい．上顎中切歯と上顎犬歯がとくに頻度が高いので気をつけたい．もちろん，両側ともに問題を起こしている場合もあるので，永久歯の萌出時期（図4-1）を把握しておくことが必要である．

　また，第一および第二大臼歯の萌出異常も，う蝕や顎関節症の問題へと発展するので，早い対応が望まれる．

　永久歯の萌出に関する注意点を，把握しておいてほしい．

歯種		男	女
上顎	1	7.03±0.08　（5.06〜 9.05）	7.00±0.07　（5.06〜 9.05）
	2	8.05±0.08　（6.06〜11.01）	8.00±0.08　（6.03〜11.01）
	3	10.10±1.01　（7.03〜15.03）	10.02±0.11　（7.06〜12.06）
	4	10.00±1.01　（7.04〜14.03）	9.04±1.00　（5.08〜12.06）
	5	11.01±1.04　（7.01〜16.05）	10.07±1.03　（6.11〜14.07）
	6	6.08±0.08　（5.00〜 8.10）	6.07±0.08　（5.01〜 9.06）
	7	13.03±1.00　（9.08〜18.05）	12.09±1.04　（9.00〜18.00）
	8	17.04±0.09（15.00〜19.00）	17.08±1.06（14.03〜19.00）
下顎	1	6.03±0.07　（4.08〜 9.06）	6.01±0.06　（4.09〜 8.00）
	2	7.03±0.08　（4.09〜10.03）	7.00±0.09　（5.04〜11.08）
	3	10.02±0.11　（7.10〜13.07）	9.03±0.09　（7.02〜12.02）
	4	10.02±1.01　（6.08〜13.08）	9.07±0.11　（7.01〜12.06）
	5	11.04±1.03　（8.01〜15.06）	10.09±1.04　（5.08〜15.11）
	6	6.05±0.08　（4.09〜 9.03）	6.02±0.07　（4.09〜 8.06）
	7	12.05±1.02　（9.04〜18.05）	11.08±1.01　（9.00〜16.10）
	8	17.03±0.10（14.04〜19.00）	17.05±0.09（14.09〜19.00）

図4-1　永久歯の萌出時期（年．月）．　　　　　　　　　（日本小児歯科学会，1988）

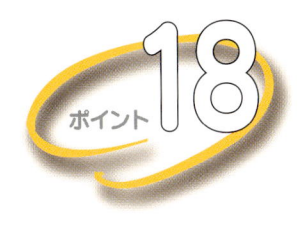

ポイント18 下顎前歯の萌出状況をどう判断するか？

放置して良い場合

乳歯の舌側から下顎前歯が萌出してきても，舌の圧力で唇側へ自然に移動してくることも多い．図4-2aは，A̲の舌側から1̲が萌出してきているが，抜歯せず経過観察している間にA̲は自然に脱落，1̲は舌圧で自然に頬側に移動してきている（図4-2b）．子どもの負担を少しでも減らしてあげることを考え，乳歯でも急いで抜歯せずに経過を診てあげたい．また軽度の叢生であればリーウェイスペースの存在で，側方歯交換期に自然に解消することも期待できる．逆に，乳歯を早めに抜歯することで叢生の問題が解決されることは少ないと思われる．

＜下顎切歯の舌側転位が自然に改善された例＞

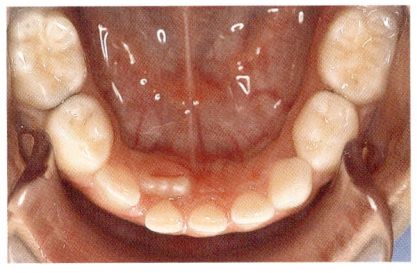

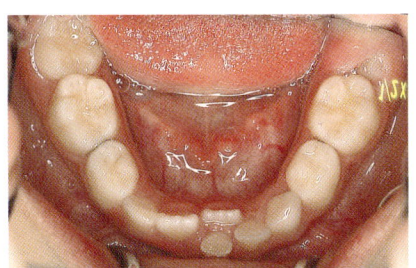

a│b

図4-2a　乳歯の舌側から下顎前歯が萌出．
図4-2b　舌の圧力で唇側へ自然に移動．

放置してはいけない場合

下顎前歯の萌出スペースが不足している場合，側切歯が一方の乳犬歯の歯根を吸収し，自然脱落させてしまうことがある（図4-3a）．この時点で下顎正中はずれ，片側の萌出スペースが不足し，将来正常咬合は望めない．そのため将来抜歯ケースとなる確率の高い症例を除き，乳犬歯の萌出スペースを確保するための矯正治療を行っておく必要がある．図4-3bはC̲のスペースを確保し，側方歯の交換を待っている．

＜自然脱落した下顎乳犬歯のスペースを回復した例＞

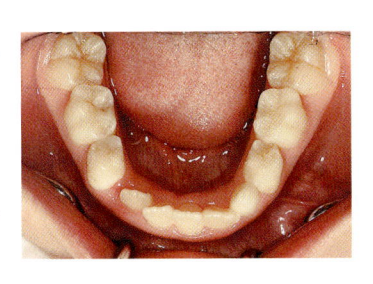

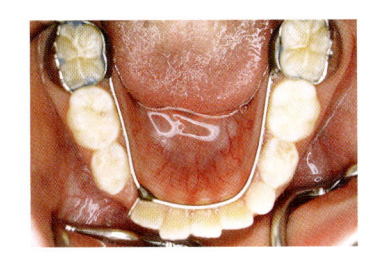

a│b

図4-3a　2̲の萌出によりC̲が自然脱落．
図4-3b　C̲のスペースを確保して，側方歯の交換を待っている．

安易に下顎乳犬歯を抜歯してはいけない理由

＜下顎乳犬歯が抜歯されなかったほうが良かったと思われた症例＞

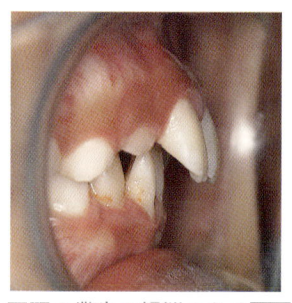

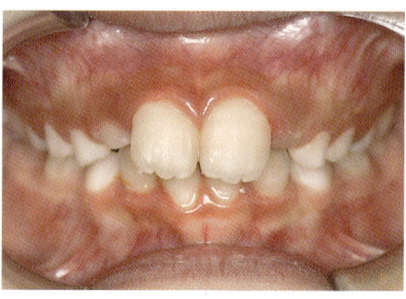

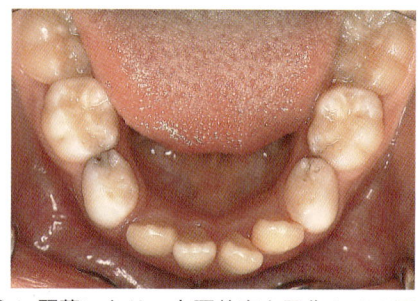

図4-4a～c　下顎の叢生の解消のため C|C が抜歯されており，下顎歯列弓の狭小がさらに顕著になり，上顎前突を悪化させる要因となっている．

a|b|c

図4-4は下顎の叢生を解消するために，小児歯科で C|C が抜歯されてしまっていた症例である．下顎歯列弓の狭小がさらに顕著になり，上顎前突を悪化させる要因となってしまっている．図4-5は下顎歯列を拡大，前歯部を排列した後，リンガルアーチで保持して，永久歯の萌出を待っていたところである．

図4-6は，二期治療に入る直前の状態である．非抜歯で仕上げを行うことになった．将来，抜歯症例として治療するという診断が確定した場合には，連続抜歯と呼ばれている方法で早期に乳犬歯を抜くことが選択されるが，下顎前歯の叢生を解消するためだけに，早期に乳歯を抜歯すべきではない．

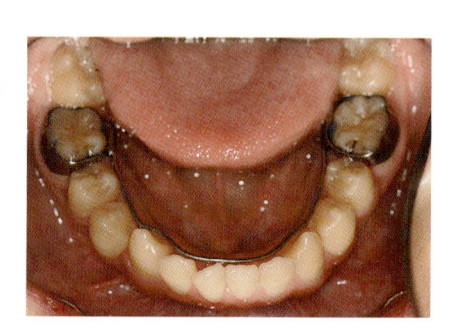

図4-5　下顎歯列を拡大，排列後，側方歯列の交換を待った．

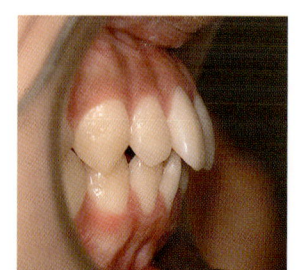

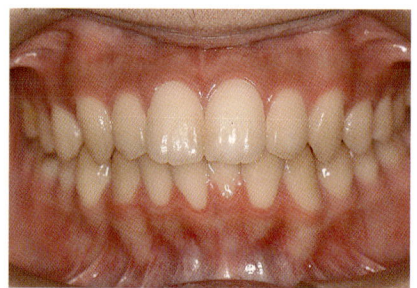

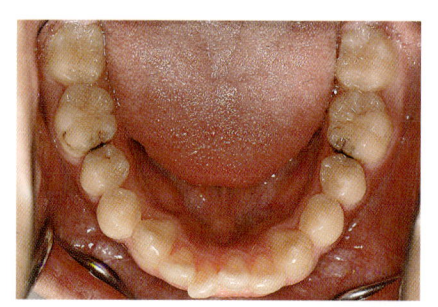

図4-6a～c　二期治療直前の状態．非抜歯で仕上げることになった．

a|b|c

62

ポイント18　下顎前歯の萌出状況をどう判断するか？

下口唇の挿入が叢生の原因と推測される例もある

　図4-7は永久歯の交換は早いが，まだまだ成長を残していたために，一期治療において下顎前歯部の叢生を解消して，下顎4前歯を固定しておいた11歳3か月の男子の症例である．経過観察中に4前歯がそろって舌側に傾斜してきた．下口唇の強い挿入が推測される症例である．

　一方，図4-8は図4-7と同様に，9歳3か月時に下顎歯列の拡大排列を行った後，4前歯を固定して観察を行ってきた症例の15歳時の状況である．下口唇の機能に問題のない例では，同じ固定法でも問題なく経過している．

＜下口唇の挿入の影響が疑われる症例＞　　＜下口唇の問題がないと思われる症例＞

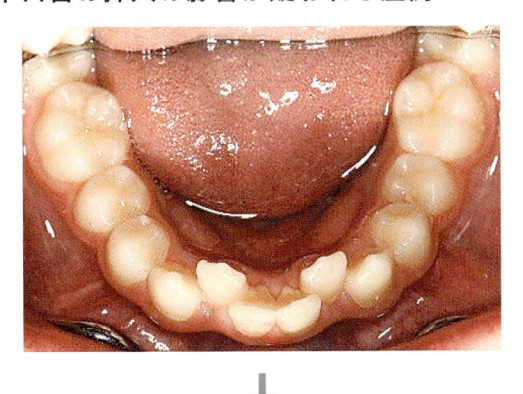

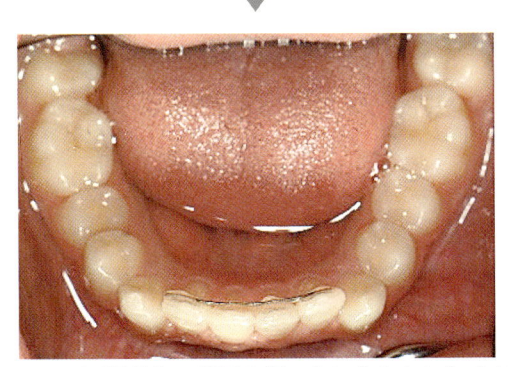

図4-7a, b　下顎前歯の排列を行ったにもかかわらず4前歯そろって舌側傾斜してきた例．　a/b

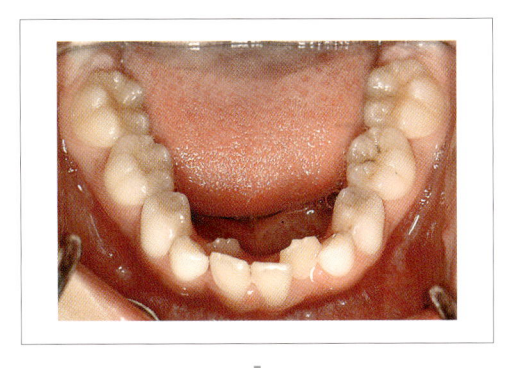

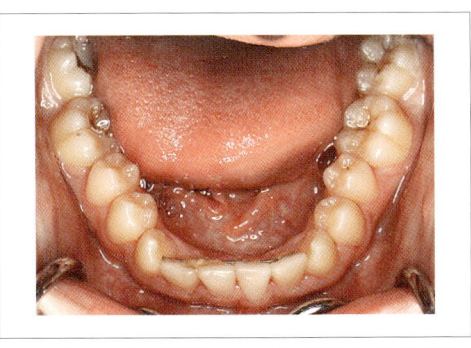

図4-8a, b　図4-7と同様にしても下顎前歯部に問題の起こらなかった例．　a/b

まとめ　下顎前歯部の萌出時の叢生を解消するために，安易に乳歯を抜歯しないようにしたい．下口唇の挿入が原因となっていることもあるので，注意したい．

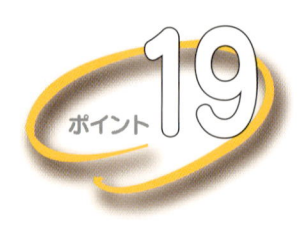

ポイント19 上顎前歯の萌出が引き起こす問題，歯肉退縮と顎位の変化

歯肉退縮を引き起こしていることが多い一歯反対咬合は早めの対応を

図4-9a, a´は，右側の上下の中切歯が早期接触し，習慣性咬合位へと咬合した際に交叉咬合となるので，下顎前歯が頬側へ強く押されている．このため，歯肉は退縮している．

図4-9b, cのように，被蓋改善後も退縮した歯肉の回復があまり認められなかったので歯肉移植を行った（図4-9d）．図4-10のように，より早期に対応していれば，被蓋改善だけで健全な歯肉を獲得することが可能である．

＜外傷性咬合により歯肉退縮が認められ歯肉移植が必要となった症例＞

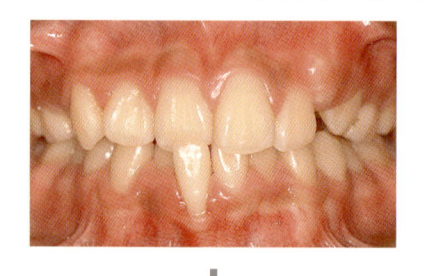

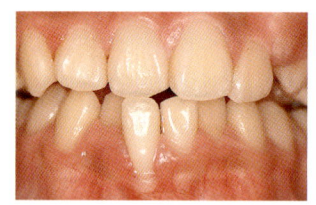

図4-9a　14歳0か月，女子．1⃣に歯肉退縮が認められる．
図4-9a´　早期接触時の様子．

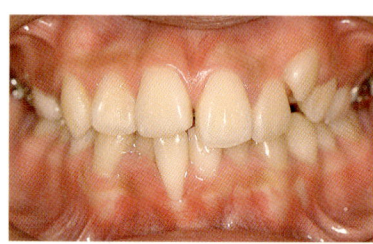

図4-9b　14歳2か月．被蓋改善後．
図4-9c　14歳8か月．歯肉の改善がみられない． 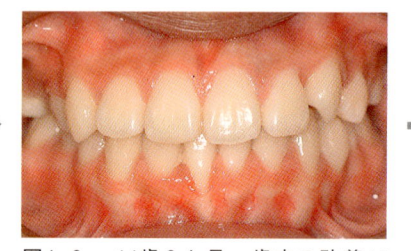
図4-9d　15歳11か月．歯肉移植後． 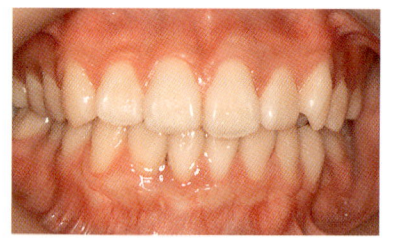

＜早期に改善し，自然に健全な歯肉を獲得できた症例＞

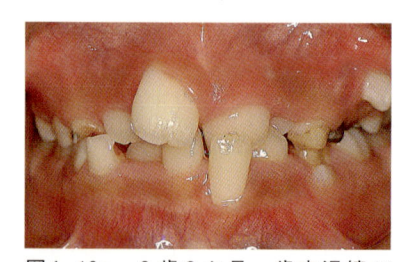

図4-10a　9歳3か月．歯肉退縮が認められる．
図4-10b　11歳3か月．被蓋改善後． 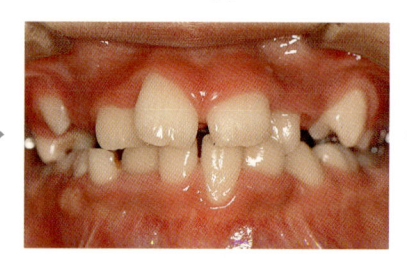
図4-10c　15歳7か月．自然に健全な歯肉を獲得できた．

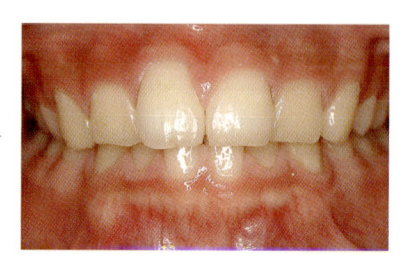

上顎側切歯の萌出により，下顎が偏位する場合がある

図4-11は 2|2 がちょうど下顎前歯とぶつかる位置に萌出しようとしている例である．本症例ではわずかに下顎が後方へ偏位しながら，2|2 の萌出がなされたようである．ただちに上顎4前歯を排列して，下顎の成長阻害となりうる因子を取り除いた．放置すれば，上顎前突症例へと発展していった可能性がある．

＜上顎側切歯萌出時に，下顎の後退を認めた症例＞

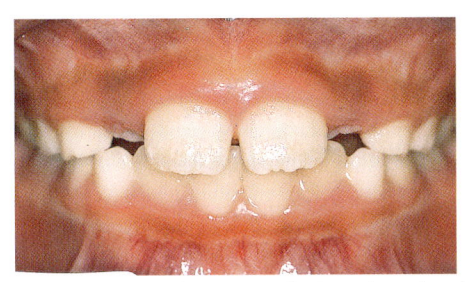

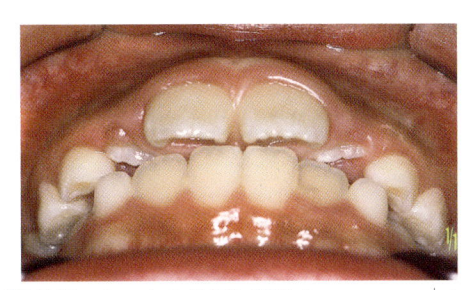

図4-11a, a′　7歳9か月，女子．2|2 がちょうど下顎前歯にぶつかる位置に萌出中．　　a|a′

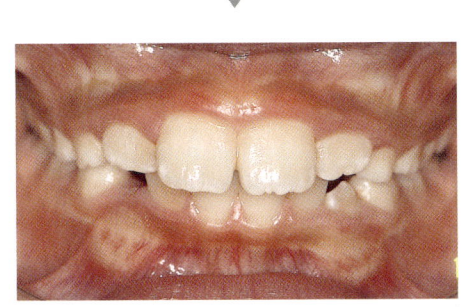

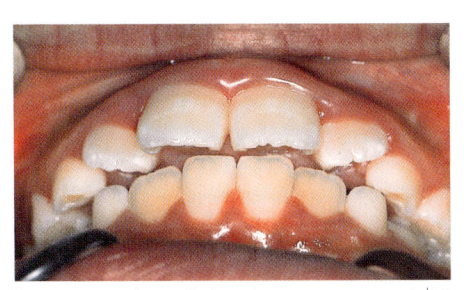

図4-11b, b′　8歳4か月．下顎が後方へわずかに偏位しながら 2|2 が萌出した．　　b|b′

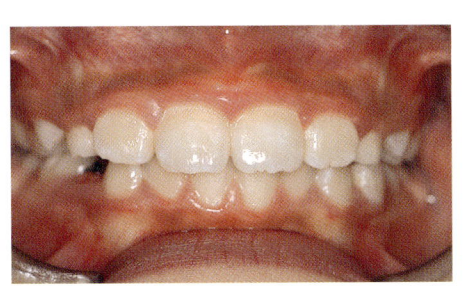

図4-11c　9歳6か月．上顎4前歯を排列することにより，下顎を後方へ偏位させる因子を取り除いた．

図4-12の症例は図4-11と同様，2|2の存在が下顎の成長阻害因子となっている可能性があるため，2|2の舌側転位を改善することが重要である．一期治療として上顎を拡大して，上顎4前歯を排列した後，ヘッドギアによる上顎の成長抑制，機能的矯正装置による下顎骨の成長促進を行って，骨格的2級関係を是正した．

＜上顎側切歯が下顎の発育を阻害していると思われる症例＞

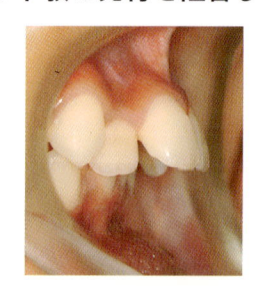

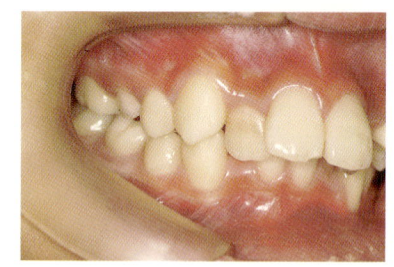

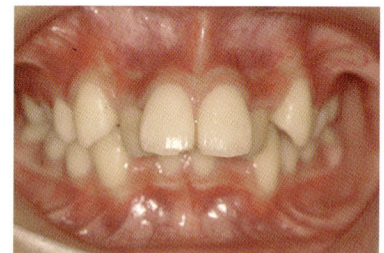

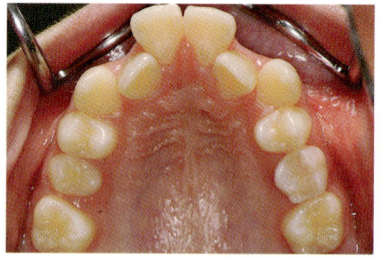

図4-12a～d　11歳1か月女子．2|2の舌側転位が下顎の発育を阻害していると思われる．

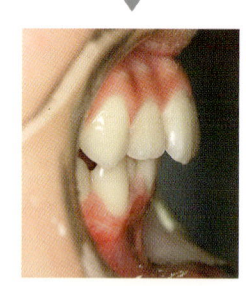

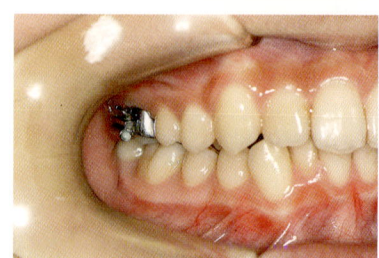

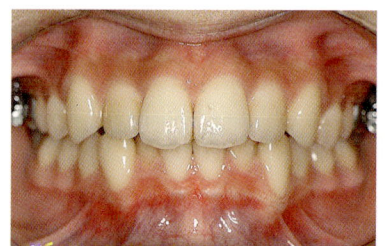

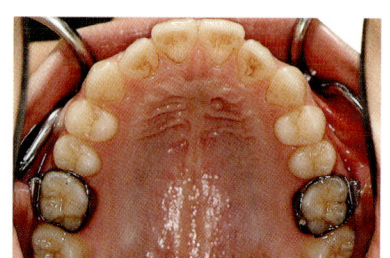

図4-13a～d　11歳11か月．2|2の舌側転位を改善して下顎の成長を引きだすことが重要．

66

ポイント19　上顎前歯の萌出が引き起こす問題，歯肉退縮と顎位の変化

　図4-14はポイント13でも紹介した症例であるが，早期接触から下顎が左側へ偏位させられている例では，顔面の非対称を呈してくる可能性があり，単なる叢生に見えても，早期の対応が望まれる症例である．

＜上顎左側側切歯が早期接触して，下顎が側方へ偏位している症例＞

早期接触時．

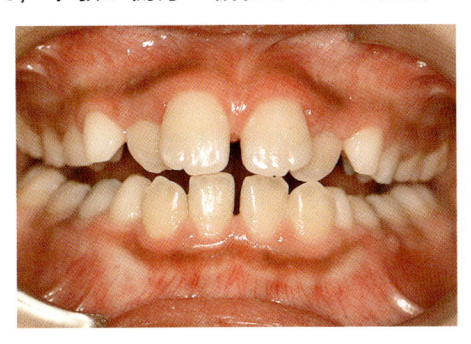

習慣性咬合位．

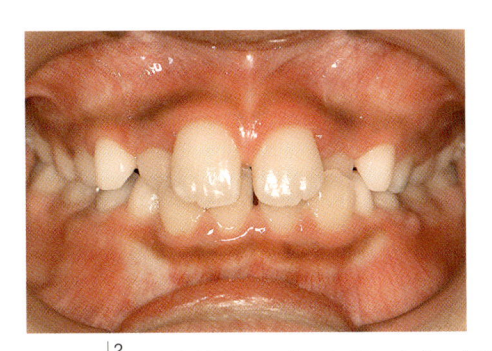

図4-14a, b　9歳5か月男子．$\frac{2|2}{}$が早期接触した後，下顎が左方へ偏位して咬合している． a/b

まとめ　上顎前歯の萌出位置により早期接触による歯肉退縮を生じたり，下顎の偏位を起こしたりしている場合には，早期の対応が必要である．

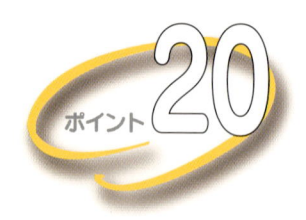

ポイント20 片側だけ萌出し，反対側の同名歯が萌出していないときは要注意——上顎中切歯，上顎犬歯，下顎犬歯，上顎小臼歯

上顎中切歯の萌出異常

上顎中切歯は，しばしば片側に萌出方向の異常を認める．乳歯の外傷の既往があることが多い．したがって乳歯の外傷に遭遇した際には，後続永久歯の萌出に問題が生じる可能性があることを伝えておいてほしい．

図4-15は，|1 に歯胚の方向の異常を認めた9歳女子の例である．明らかに萌出が遅れていることがわかる．この時点で気がつけば正しい位置へと誘導でき，他の歯への影響も回避できる．歯肉移植が必要となるかもしれないが，ほぼ問題ないと言えよう．

＜早期に対応できた逆性埋伏症例＞

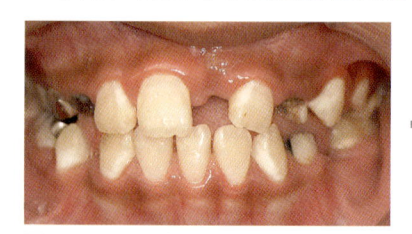

図4-15a　9歳女子．|1 の萌出が遅れている．

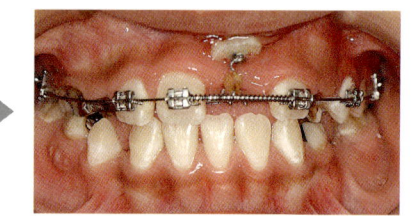

図4-15b　牽引中．

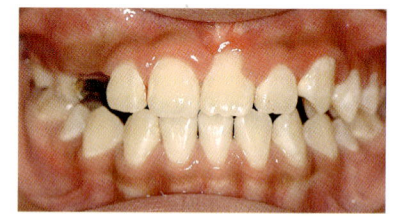

図4-15c　終了後．ほぼ問題ない状態．

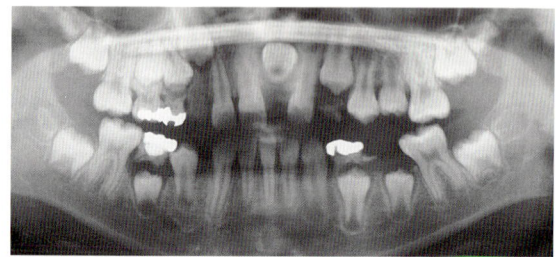

図4-15a′

図4-15c′

図4-16は，10歳5か月まで指摘されることなく，放置された残念な症例である．より早い対応が望まれた．

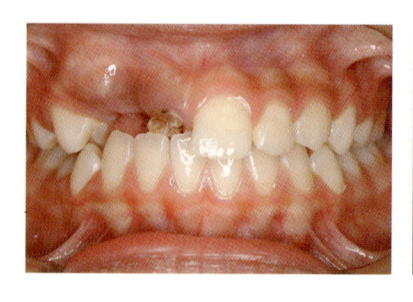

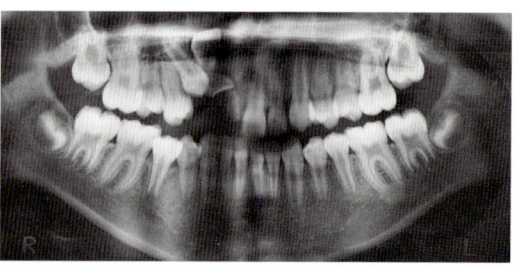

＜より早い対応が望まれた症例＞

a|a′

図4-16a, a′　1|は歯根の湾曲が著しく，排列が困難であったため，抜歯することとなった．

ポイント20　片側だけ萌出し，反対側の同名歯が萌出していないときは要注意

　図4-17は|1 の部位に歯牙腫が存在した12歳3か月の女子の例である．近医でのダミー装着により，審美的な問題を回避していたようだ．歯牙腫を摘出しても萌出してこないとのことで，当院を紹介された．開窓，牽引を行って排列が可能であったが，もっと早くに気がついていれば，歯牙腫を摘出しただけで萌出が可能であったかもしれない．

＜歯牙腫の存在が原因で萌出遅延を生じていた症例＞

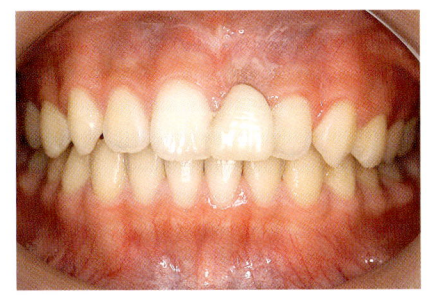

図4-17a　12歳3か月女子．|1 の歯牙腫を摘出後も萌出せず，ダミーを装着していた初診時．

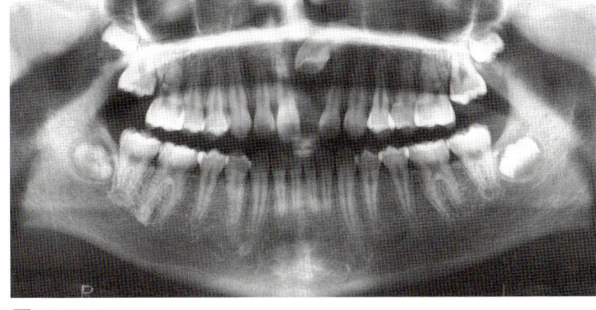

図4-17a′

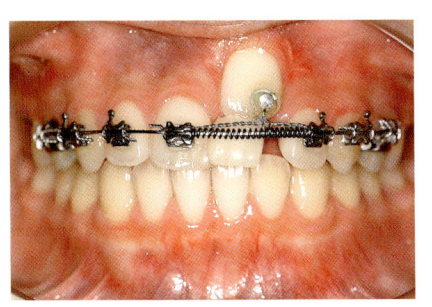

図4-17b　開窓，牽引中．

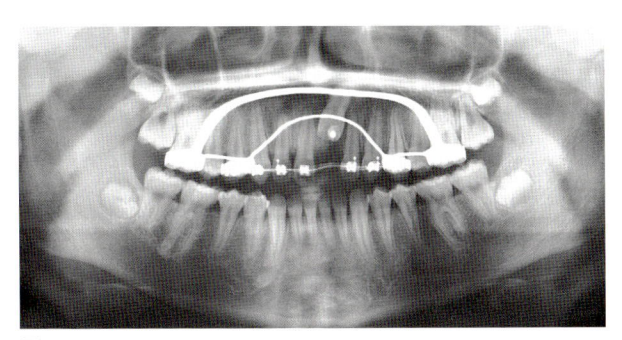

図4-17b′

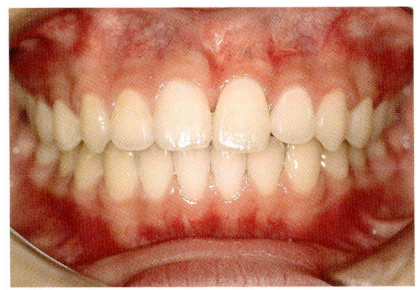

図4-17c　無事に排列できた．

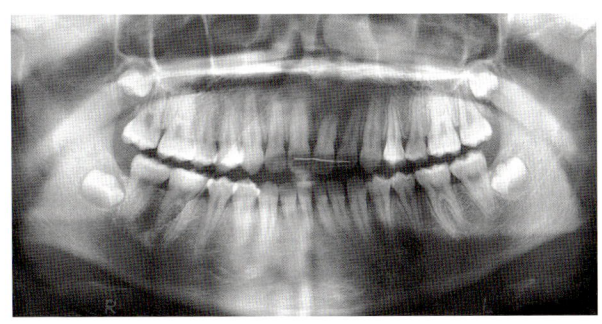

図4-17c′

69

過剰歯の存在が上顎中切歯の萌出を阻害していることもある．上顎中切歯部がもっとも過剰歯が発現しやすい部位であるので，注意を要する．

　過剰歯が存在しても，早めに対応していくことで正常の萌出状況に誘導することが可能である．図4-18は3本の過剰歯が上顎前歯部に存在した例である．順次過剰歯を抜歯して萌出を促した結果，正常軌道に乗せることができた．

＜過剰歯が萌出を阻害していた症例＞

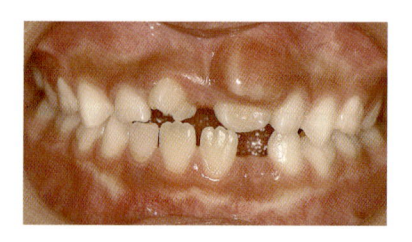

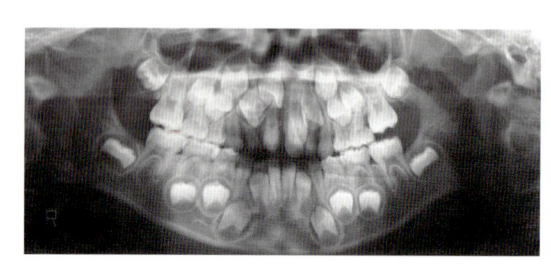

図4-18a, a´　7歳7か月男子．過剰歯が3本存在するために上顎中切歯の萌出が阻害されている．

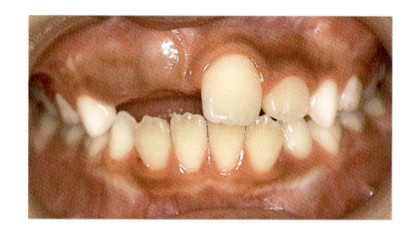

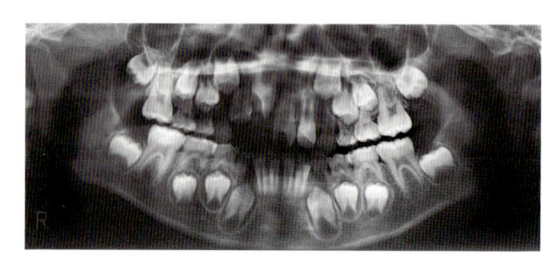

図4-18b, b´　9歳3か月．過剰歯を抜歯して経過観察を行っている．

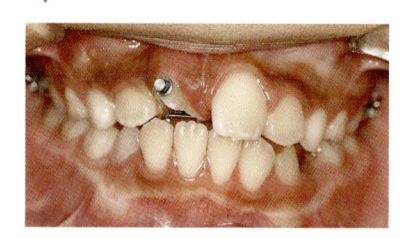

図4-18c　10歳8か月．1⏋の捻転を改善しながら萌出させている．

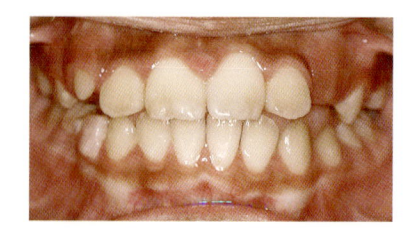

図4-18d　11歳9か月．通常の萌出状態へ誘導できた．

ポイント20　片側だけ萌出し，反対側の同名歯が萌出していないときは要注意

上顎犬歯の萌出異常

　上顎犬歯が側切歯の近心に萌出してくる例にしばしば遭遇する．上顎が狭い場合，側切歯が小さい場合に起こりやすい．

　図4-19, 20は，3|の萌出異常を認める12歳11か月の女子である．気づくのが遅く，当院での初診時には1|と2|の根吸収が始まっていた．これ以上対応が遅れると，1|と2|は抜歯を余儀なくされるところであった．

＜口蓋側に位置して，中切歯と側切歯の根を吸収していた症例＞

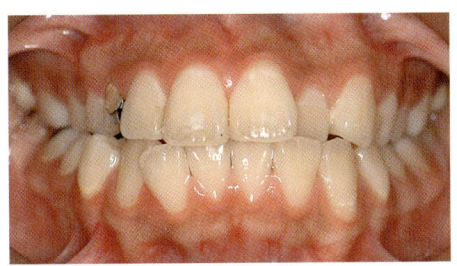

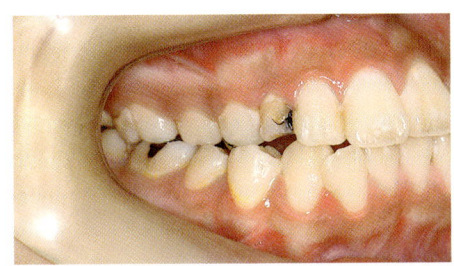

図4-19a, a′　12歳11か月女子，初診時．左側は犬歯が完全に萌出しているにもかかわらず，右側には乳犬歯が残存している．

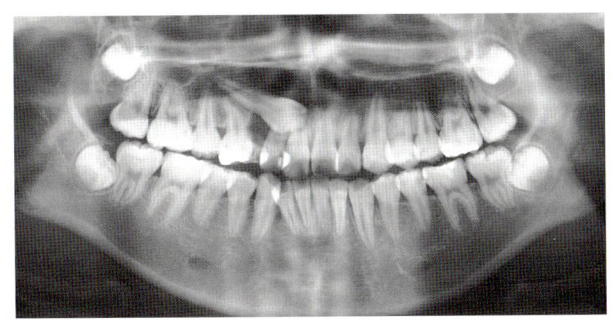

図4-19b, b′　1|と2|の吸収が始まっているのがわかる．

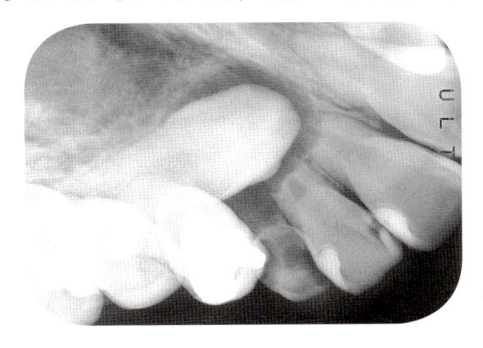

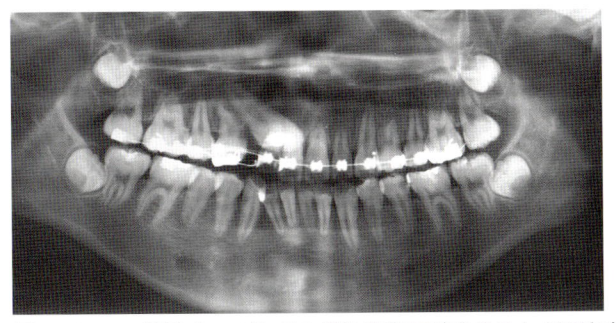

図4-20a, b　牽引中．1|と2|の根吸収を回避することができた．

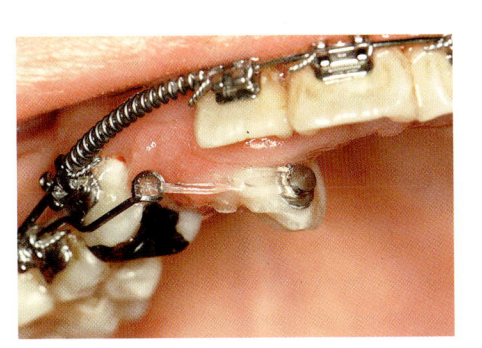

図4-21は8歳の女子である．初診時，3┘の萌出方向の異常に気づき，C┘とD┘を抜歯して自然に方向転換することを期待したが，改善されなかったので開窓牽引を行った．

＜側切歯の近心に萌出してこようとした症例＞

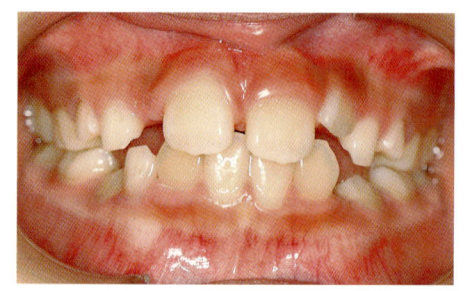

図4-21a, a′　8歳女子，初診時．

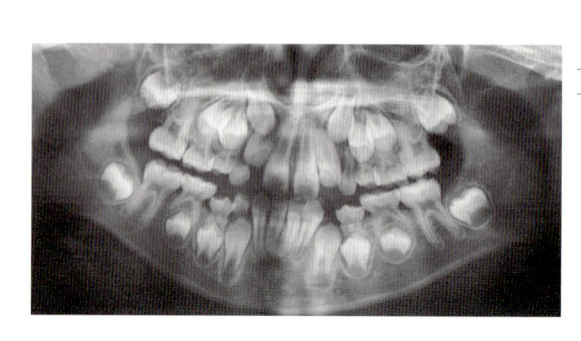

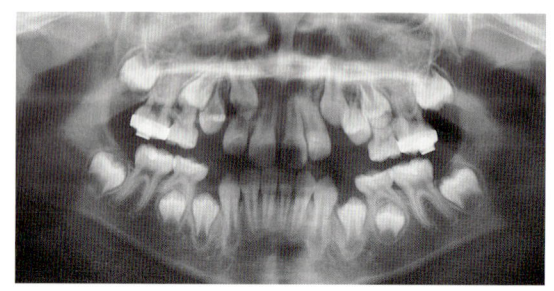

図4-21b　8歳9か月時．3┘の萌出方向は改善してこない．

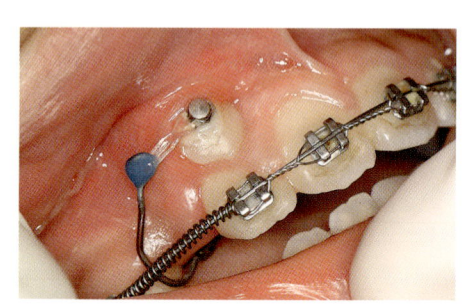

図4-21c　9歳10か月．牽引中．

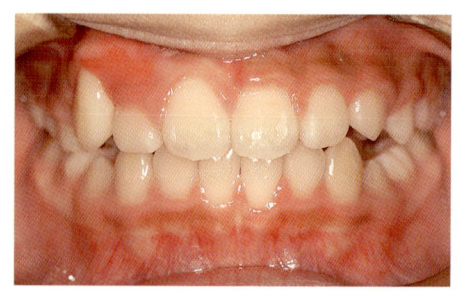

図4-21d, d′　11歳7か月．7か月間の牽引終了約1年後．

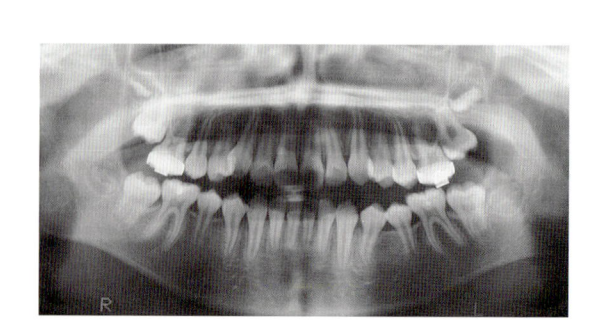

ポイント20　片側だけ萌出し，反対側の同名歯が萌出していないときは要注意

　残念ながら子どものころに対応できずに，放置して成人すれば図4-22や図4-23の例のように上顎犬歯が側切歯の近心へ萌出し，機能的にも審美的にも障害をきたす．

　抜歯ケースの場合，通常は上顎の第一小臼歯を抜歯して，機能的にも審美的にも非抜歯と変わりなく仕上げることができるが，図4-22の症例は 3| を，図4-23の症例は |2 を抜歯部位として選択し，治療した．

＜側切歯の近心に萌出してしまった成人の例―その1―＞

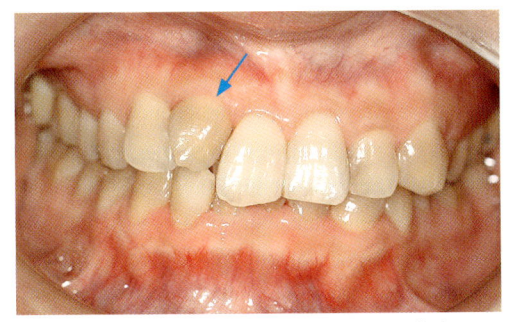

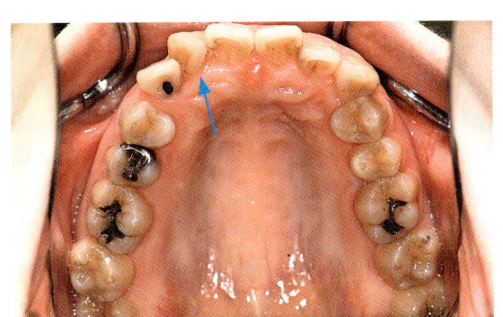

図4-22a, b　31歳女性．3|が 2|の近心に萌出していた．

＜側切歯の近心に萌出してしまった成人の例―その2―＞

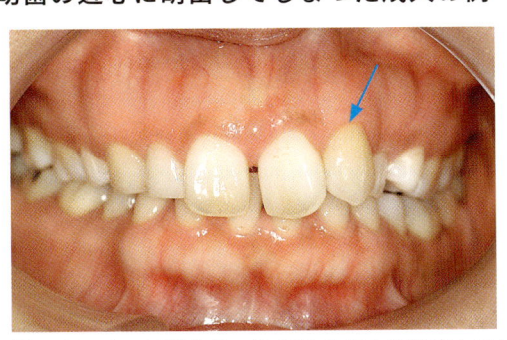

図4-23a, b　34歳女性．|3が|2の近心に萌出していた．

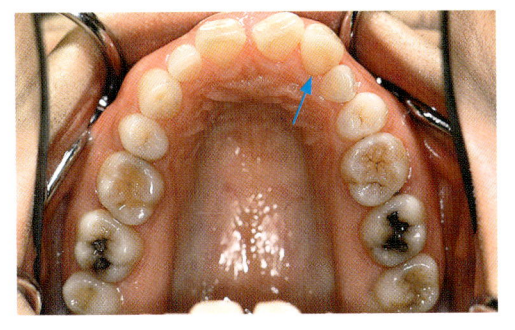

73

上顎犬歯が第一小臼歯の遠心に萌出してこようとする症例もある．図4-24は7歳の女子で，前歯部の叢生を主訴として来院したが，パノラマエックス線像で3|の歯胚の位置が4|の歯胚よりも遠心に存在することがわかった．D|を早めに抜歯したが，開窓牽引が必要となった．

＜第一小臼歯の遠心に萌出しようとしていた症例―その1―＞

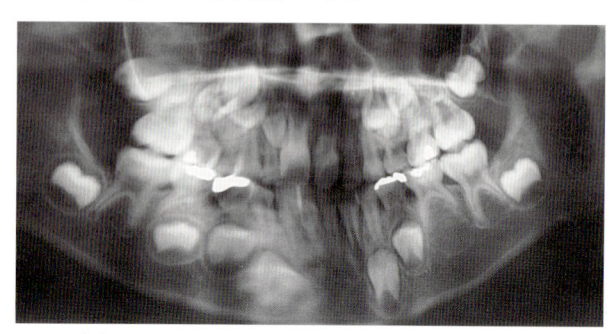

図4-24a　7歳女子，初診時．4 3|の歯胚の位置関係の異常がみつかった．

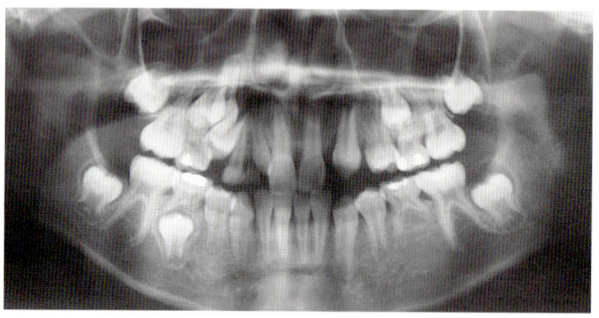

図4-24b　D|を抜歯して様子をみたが改善されず，開窓牽引を開始することにした．

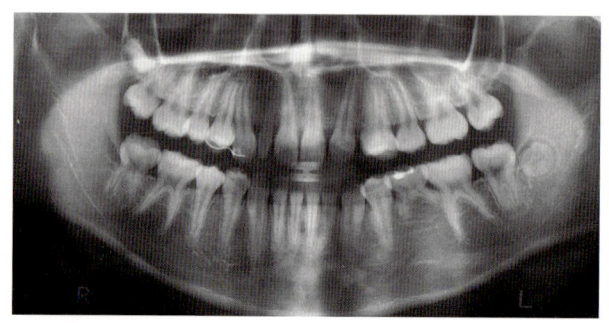

図4-24c　早期に対応できたため4 3|を正しい順序で排列することができた．

ポイント20　片側だけ萌出し，反対側の同名歯が萌出していないときは要注意

図4-25も|3 が|4 の遠心に萌出しようとしていた症例である．|D を早期に抜歯して様子を見たが，改善されなかった．コーンビームCT像（図4-25b´）で|4 の根との関係を確認し，牽引を開始した．

＜第一小臼歯の遠心に萌出しようとしていた症例―その2―＞

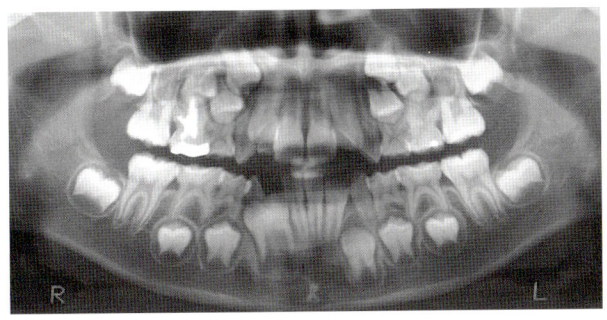

図4-25a　8歳女子，初診時．|3 の歯胚の位置異常がみつかった．

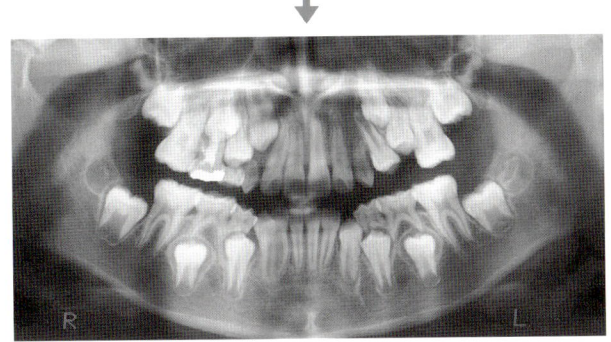

図4-25b　|D を早期に抜歯して様子をみたが，開窓が必要と判断．

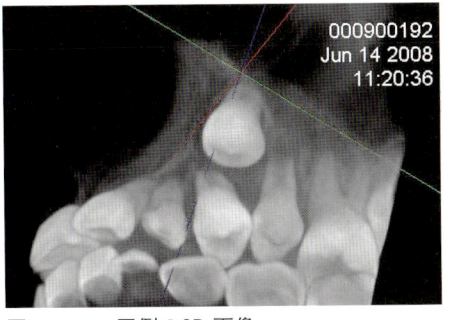

図4-25b´　同例の3D画像．

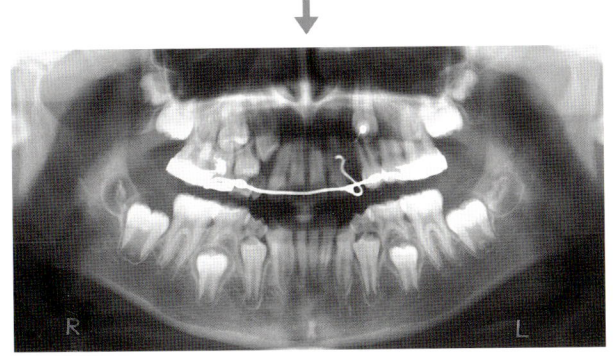

図4-25c　牽引開始後，|3 の歯冠と|4 の歯根の方向が改善されてきている．

75

下顎犬歯の萌出異常

稀ではあるが，下顎犬歯の萌出異常も認められる．図4-26は癒着も疑われたが，Follicular cystが原因で萌出が遅れていた症例であった．

< Follicular cystが原因で埋伏していた症例 >

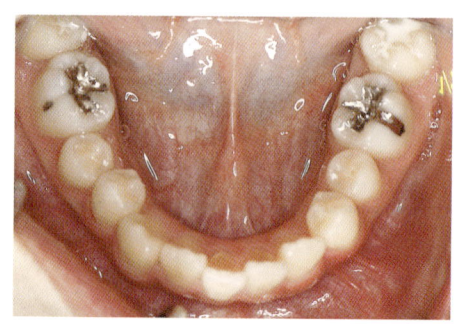

図4-26a　13歳女子，初診時．「3の萌出が遅れていた．

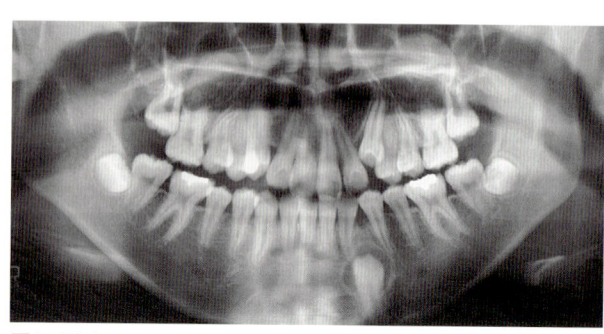

図4-26a'

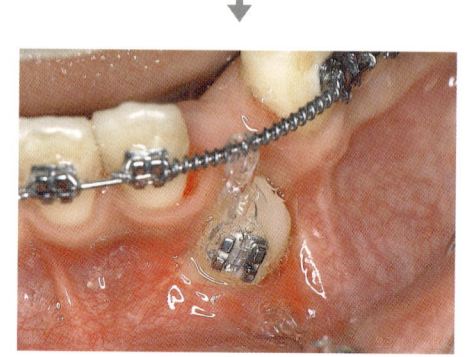

図4-26b　牽引中．

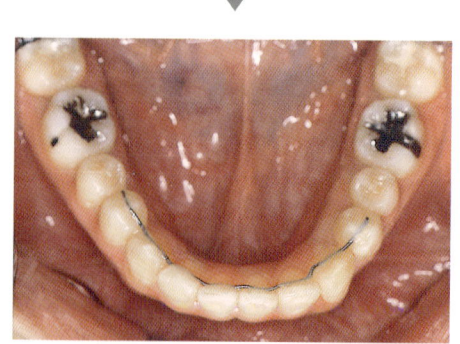

図4-26c　排列が完了した．

図4-26a〜c　下顎犬歯の萌出異常の例．

ポイント20　片側だけ萌出し，反対側の同名歯が萌出していないときは要注意

　図4-27は歯牙腫が原因で萌出遅延が認められた症例である．患者の主訴は出っ歯で，学校健診でも下顎乳犬歯が残存していることに気づかれていなかった．抜歯も考えられたが，患者の強い希望もあり開窓牽引を開始した．もっと早くに気づいていれば，より容易に萌出誘導ができたと思われる．

＜歯牙腫が原因で，萌出方向に異常を認めた症例＞

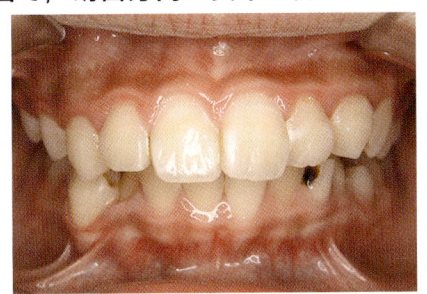

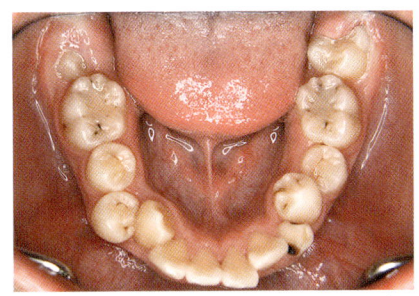

図4-27a, b　14歳男子，初診時．⌊3の萌出遅延が認められた．　a｜b

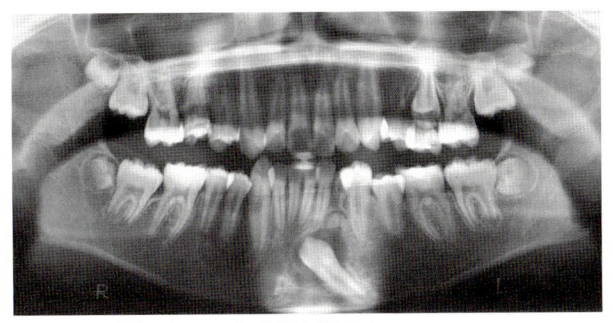

図4-27c　⌊3の部分に歯牙腫を認めた．

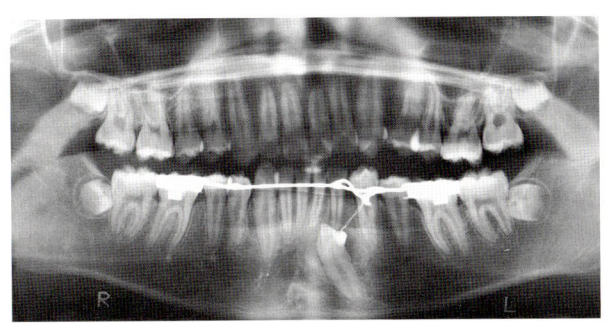

図4-27d　歯牙腫を摘出後，牽引を開始した．

77

上顎小臼歯の萌出異常

　上顎小臼歯も頻度は高くないものの，図4-28, 29のように90°回転したままの状態で萌出してこない例もみられるので，注意が必要である．

＜歯胚が90°回転したまま，萌出遅延が認められた例―その1―＞

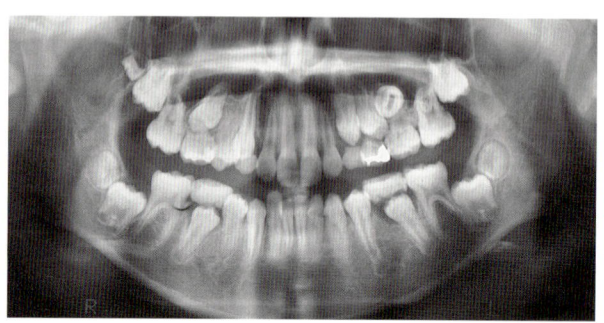

図4-28　11歳11か月女子．|5 が90°回転したままの状態で，萌出してこない．

＜歯胚が90°回転したまま，萌出遅延が認められた例―その2―＞

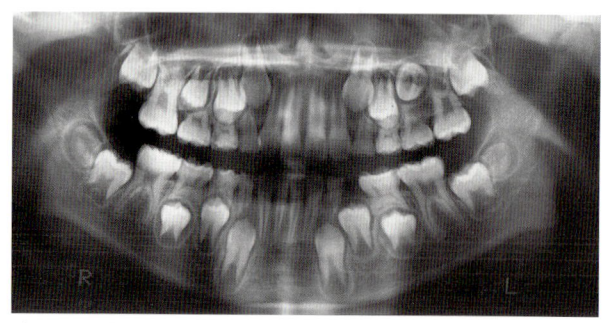

図4-29　11歳0か月男子．同じく|5 が90°回転したままの状態で，萌出してこない．

> **まとめ**
> 　左右の同名歯がほぼ同時期に萌出しているかどうかをチェックする．片側だけ萌出し，反対側の同名歯の萌出が遅い場合は，ただちに精査することが望まれる．

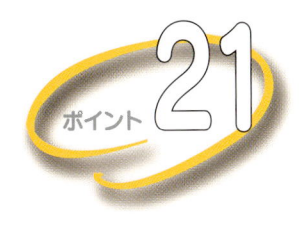

ポイント21 両側性に歯胚の位置の問題を生じている場合もある

ポイント20では，片側の萌出遅延で問題に気づくことが重要であることを述べたが，両側性に問題を生じている場合もあるので要注意である．とくに上顎犬歯には気をつけたい．

図4-30は 3|3 が 2|2 の近心に萌出してこようとしている症例である．早期に対応できたため，比較的容易に萌出方向をコントロールすることができた．

＜両側の上顎犬歯の歯胚の方向に問題を認めた例＞

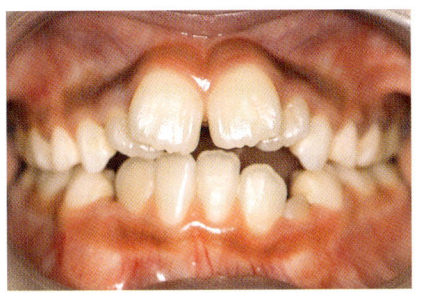

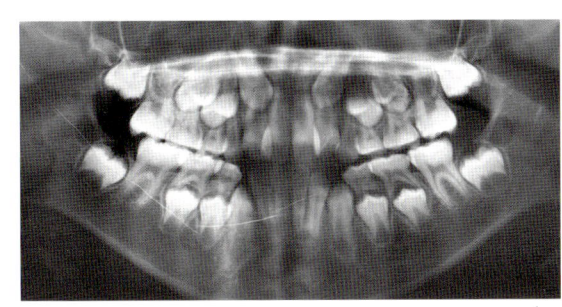

図4-30a, a′　8歳2か月女子，初診時．3|3 の萌出方向に問題があることがわかった．　a|a′

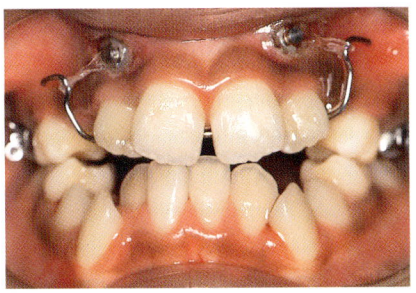

図4-30b, b′　牽引中．　b|b′

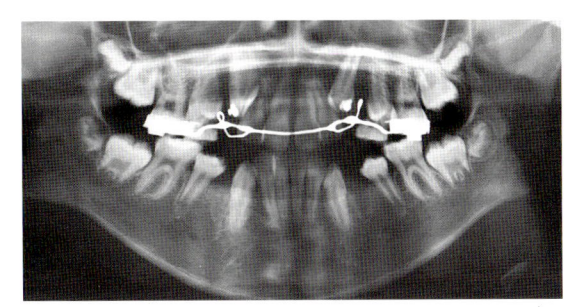

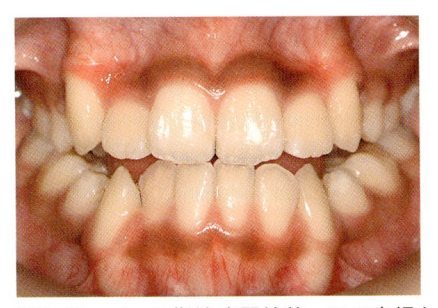

図4-30c, c′　二期治療開始前．ほぼ良好な位置に誘導することができている．　c|c′

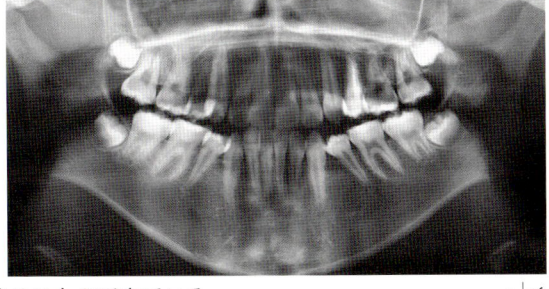

まとめ　とくに上顎犬歯は，両側ともに萌出異常をきたすことがあるので，注意を要する．

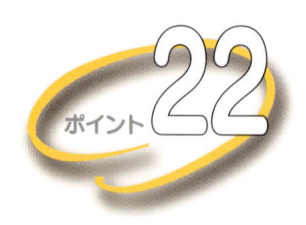

ポイント22 第一大臼歯と第二大臼歯萌出時の問題

　臼歯部の萌出スペースにゆとりがない場合には，第一大臼歯が近心傾斜して第二乳臼歯遠心に，第二大臼歯が第一大臼歯に引っ掛かってしまうことがある．また，鋏状咬合といって上下が咬合せずにすれ違った状態で萌出することもある．この場合，通常，上顎が頬側に，下顎が舌側に傾斜して萌出する．第一大臼歯は小学1年生ごろから，第二大臼歯は中学1年生ごろから要注意である．最後臼歯なのでチェックが難しいが，重要なポイントである．

上顎第一大臼歯が近心の歯に引っ掛かって萌出できない場合

　図4-31は6|6が近心に萌出してきて，E|E遠心に引っ掛かってしまっている11歳7か月の女子の例である．幸いにもカリエスリスクが低かったため，う蝕の問題は発生していなかったが，もう少し早く気づいてあげるべき症例であろう．

　上顎歯列が小さく，萌出スペースが不足する場合に生じやすい．上顎骨劣成長が原因となっていることが多いので，上顎の拡大が必要となる場合もある．

＜上顎第一大臼歯が上顎第二乳臼歯に引っ掛かった例＞

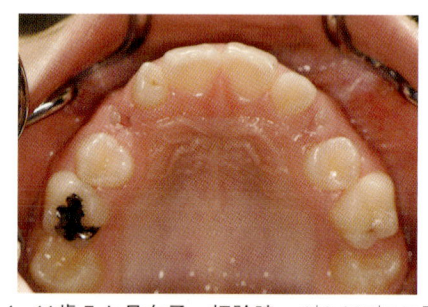

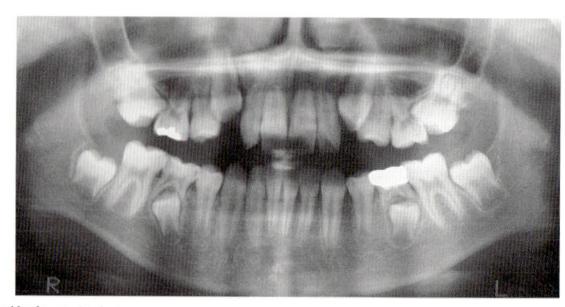

図4-31a, a'　11歳7か月女子，初診時．6|6がE|Eに引っ掛かって萌出できない．

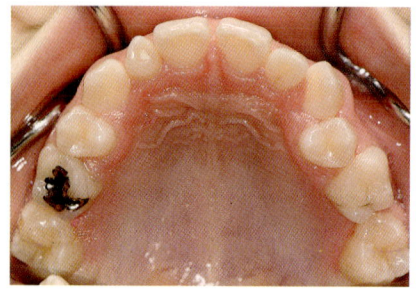

図4-31b, b'　6|6を遠心移動して萌出させた．

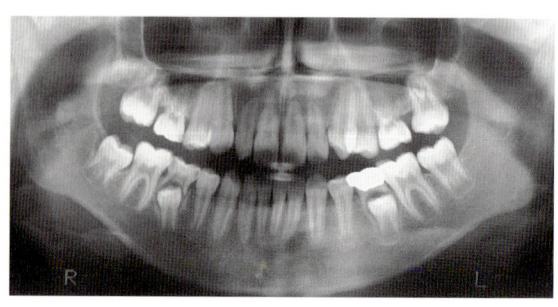

ポイント22　第一大臼歯と第二大臼歯萌出時の問題

　図4-32は|7の近心が|6の遠心に引っ掛かって萌出できない15歳1か月の女子の例である．う蝕に罹患しかけていた．長く放置されると|7の咬合面ばかりでなく，|6の歯根がう蝕に罹患し，う蝕治療が困難となるため，できるだけ早く発見してあげたい．

＜上顎左側第二大臼歯が上顎左側第一大臼歯に引っ掛かった例＞

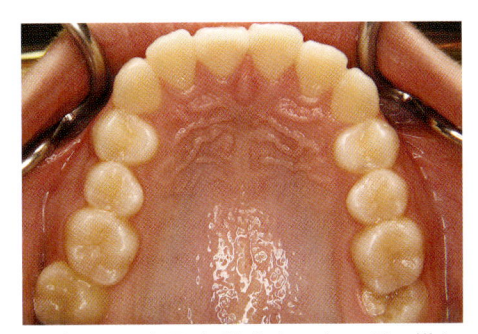

図4-32a　15歳1か月女子，初診時．|7が|6に引っ掛かっている．

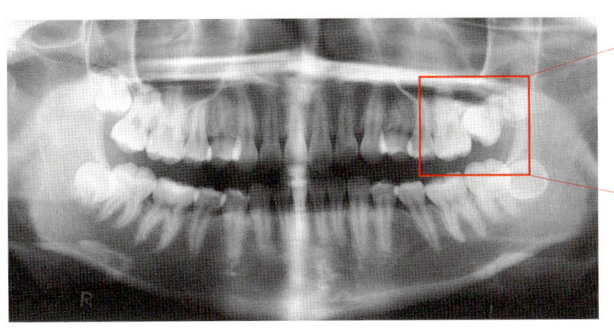

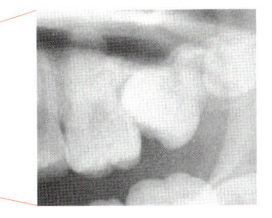

図4-32a′　う蝕の危険にさらされている．

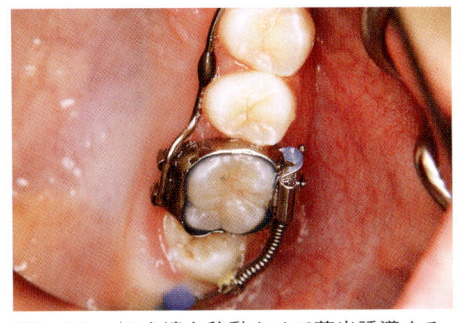

図4-32b　|7を遠心移動させて萌出誘導する．

下顎第二大臼歯が引っ掛かって萌出できない場合がある

　下顎第二大臼歯が，智歯のように第一大臼歯に引っ掛かって萌出できない例をよくみかける．早期に気づけばエラスティックセパレータで簡単に改善できるが，放置すると第三大臼歯が乗り上げてきて，治療が困難になるので注意したい．

　図4-33は，7̲が6̲に引っ掛かって萌出できなくなっている14歳1か月の女子の例である．この時期に気がつけば，エラスティックセパレータを挿入するだけで改善することができる．放置されればP.83の症例のように，7̲の上に8̲が乗り上げる状態になったと推察される．

＜下顎右側第二大臼歯が第一大臼歯遠心に引っ掛かっている例＞

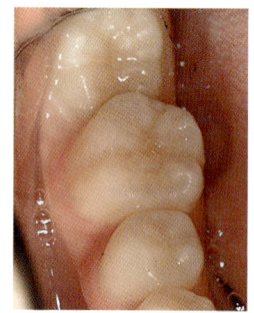

図4-33a 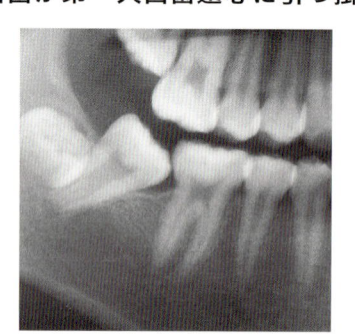　　図4-33a′ 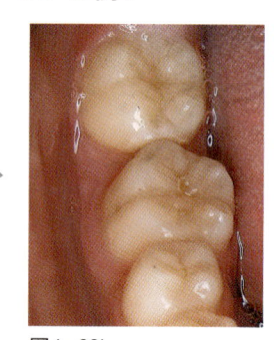　　→　　図4-33b 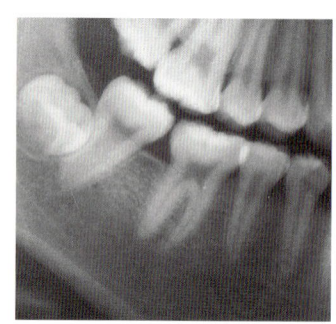　　図4-33b′

　かなり深い引っ掛かりが認められても，セパレータの挿入で簡単に改善することができる．

＜セパレータのみで改善されつつある下顎左側第二大臼歯の例＞

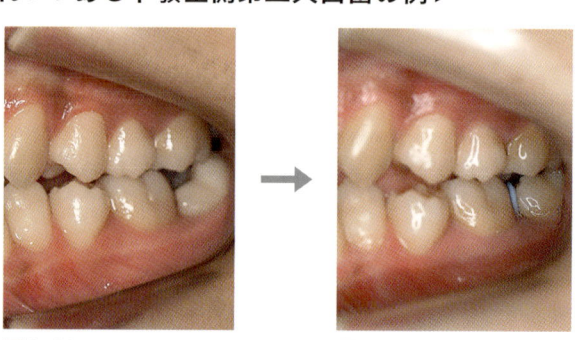

図4-34a　　→　　図4-34b

ポイント22　第一大臼歯と第二大臼歯萌出時の問題

7|の引っ掛かりが放置されると，図4-35の36歳女性の例のように，8|がその上に萌出しようとして二層になってしまう．治療できなくはないが，大掛かりな治療となる．早めに気づきたかった症例である．

＜下顎右側第二大臼歯の引っ掛かりが放置されていた例＞

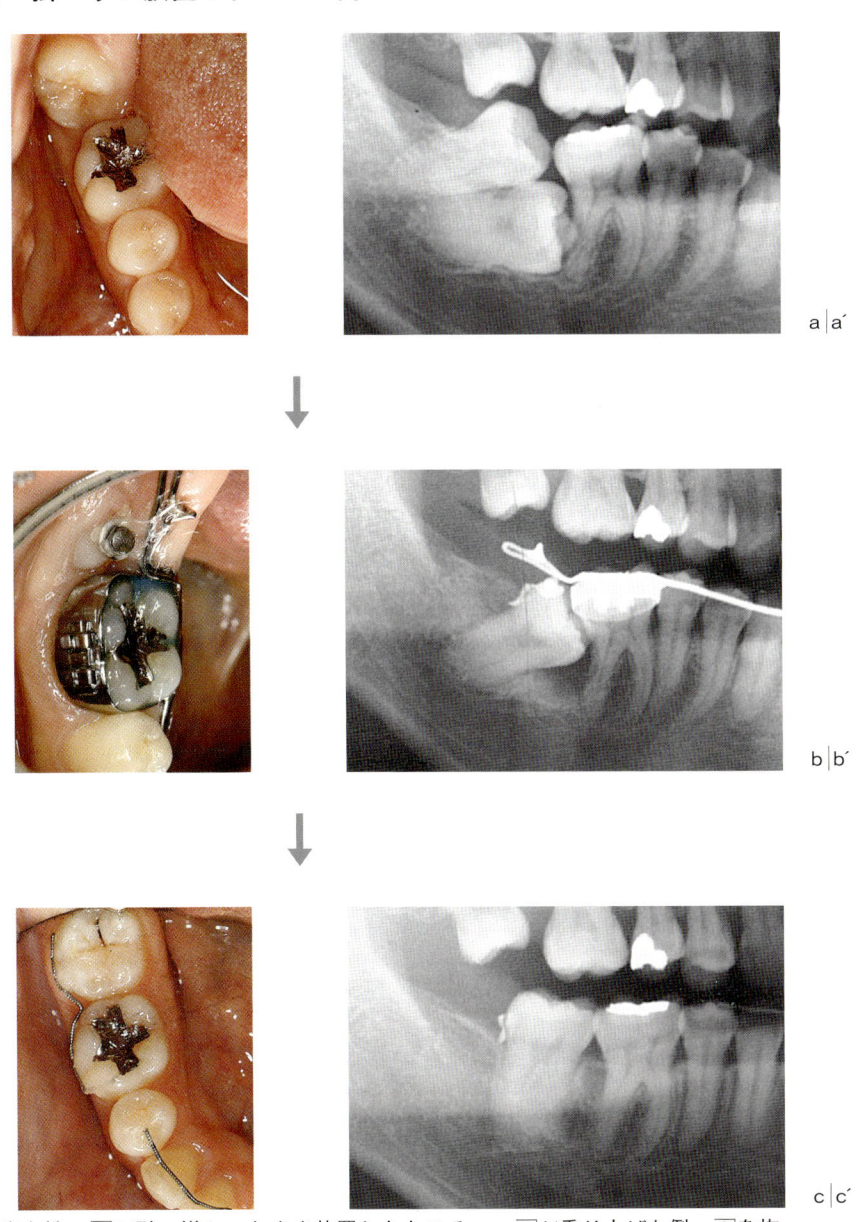

図4-35a〜c　36歳女性．7|が引っ掛かったまま放置したところへ，8|が乗り上げた例．8|を抜歯後，7|を直立させた．

鋏状咬合に萌出する場合

　図4-36は第一大臼歯が鋏状咬合として萌出した8歳10か月女子の例である．咬合面からの診察が主となる学校健診などでは発見しにくいが，下顎の第一大臼歯が著しく舌側へ傾斜しているのを見つけたら，臼歯部の咬合をしっかりチェックしてほしい．放置すれば第二大臼歯も鋏状咬合に萌出の可能性が高いので，早めの改善が望まれる．

＜第一大臼歯の例＞

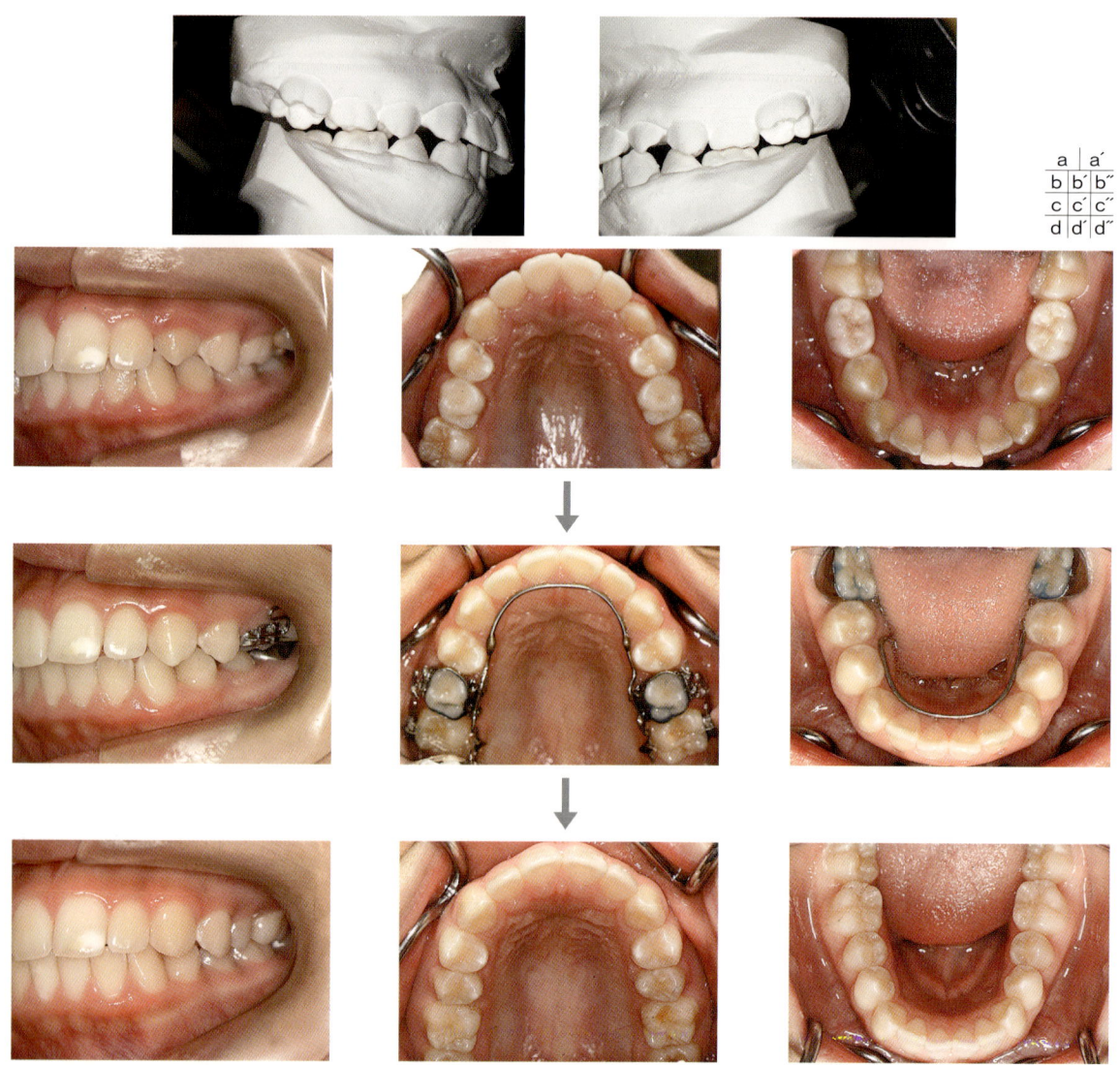

図4-36a〜d　8歳10か月女子．第一大臼歯が鋏状咬合に萌出していたのを改善した．

ポイント22　第一大臼歯と第二大臼歯萌出時の問題

　図4-37は経過観察中であった12歳9か月の男子の例である．右側第二大臼歯が鋏状咬合に萌出してきたので，ただちに改善を図った．萌出時であれば，床装置から延長したスプリングやセクショナルワイヤーを用いて簡単に改善することができる．早期発見が望まれる．

＜第二大臼歯の萌出時に改善を図った例＞

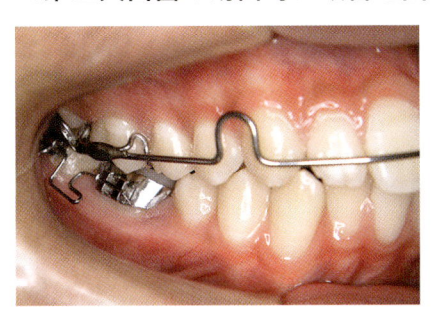

図4-37　12歳9か月男子．右側第二大臼歯が鋏状咬合に萌出してきたので，ただちに改善を図った．

　図4-38は7｜だけでなく，4｜も鋏状咬合となっている20歳3か月の女性の症例である．下顎は左に偏位しており，左側の顎関節には関節雑音と疼痛を認めた．MRI像において，左側の関節円板は閉口時には前方に転位していた．
　本症例のように，片側に鋏状咬合が生じると，反対側の顎関節に問題を起こしてくることが多いので注意を要する．

＜第一小臼歯および第二大臼歯の鋏状咬合が顎関節症の原因と推測される成人の例＞

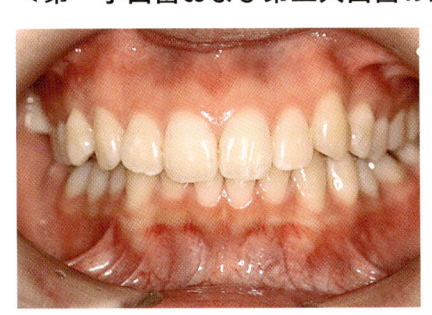

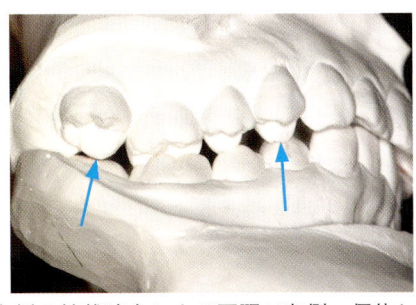

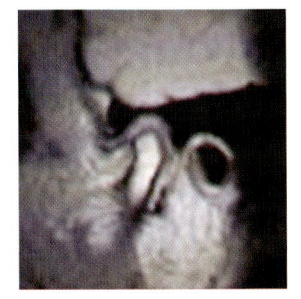

a｜b｜c

図4-38a〜c　20歳3か月女性，初診時．右側の鋏状咬合により下顎が左側へ偏位し，左側顎関節症の原因となっていると推測される．

まとめ　健診などの場で，最後部の咬合を正確に診査するのは難しいが，大臼歯の萌出の問題は，う蝕や顎関節などその後の大きな問題へと発展するため，しっかりチェックしておきたい．

第5章

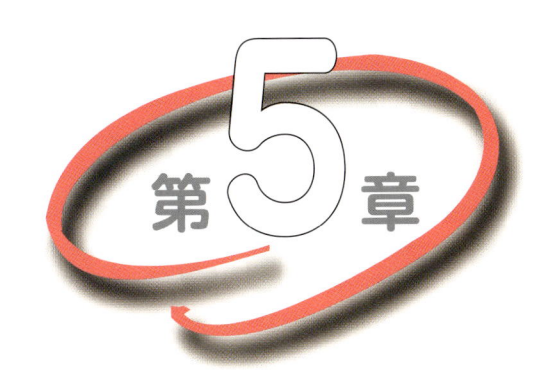

子どもの顎関節症をどう考えるか

本章では，最近増加傾向にある子どもの顎関節症について述べる．
顎関節症のガイドラインはあるが，筆者は子どもの顎関節症は
成人のそれとは異なる対応が必要であると考えている．
親子で顎関節の不調を訴えている場合にも，親にはあまり気にしないで
様子をみるように言うが，子どもは要注意であり，対応が必要であると説明する．
子どもの顎関節症の対応についてコンセンサスは得られていないため，
放置されているケースも多いと思われるが，
筆者が経験した多くの症例をとおして私見を述べたい．

ポイント23：成人の顎関節症との共通点と相違点	88
ポイント24：子どもの頃の対応が惜しまれる症例に遭遇する	90
ポイント25：子どもの顎関節症に対応できた上顎前突症例	92
ポイント26：開咬症例では，自覚症状がなくても下顎頭の吸収を認めることがある	93
ポイント27：非対称は顎関節症をともなうことが多い	94
ポイント28：過度の咬耗に要注意	96
ポイント29：顎関節部の先天的な形態異常もある	98
ポイント30：下顎頭の発育の差はこんなにある	100
ポイント31：抜歯して矯正治療をすると顎関節症になるか？	101
ポイント32：顎関節症の子どもや若者を減少させるために	102

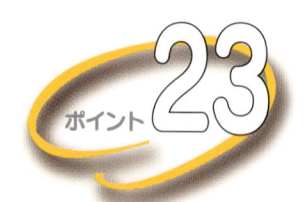

ポイント23 成人の顎関節症との共通点と相違点

　顎関節症そのものは，成人も子どもも同じである．診査の方法から診断まで，大きくは変わらないと考えている．しかし，どう対応するかという点において，以下のように，成人とは異なると筆者は考えている．

成人の顎関節症に対する現在の考え方

　成人の顎関節症に対する現在の考え方は，The American Academy of Orofacial Pain (AAOP)や，日本顎関節学会からガイドライン[32,33]が出されている．「介入は最小限とし，顎関節症の改善を目的として，不可逆的な治療を行ってはならない．」というのが，大筋のところである．

　その理由としては，過去に，口腔外科医が関節円板前方転位に対し，外科手術を行ったり，補綴医がさまざまな顎関節症状に対し，咬合器にマウントして大規模な補綴処置を行ったりした結果，その後の経過が思わしくなかったという苦い経験が挙げられている．

　また，図5-1のシアトル健康組合におけるTMD患者の年齢分布を例に挙げ，顎関節症は再燃することはあっても，年々減少していくセルフリミッティングな疾患であるという理由も述べられている．

　要するに，「罹患者数はだんだん減少するので，無理して治療することはない．保存的・可逆的療法で治療すべきであり，症状が関節雑音のみで疼痛や開口障害がなければ治療の対象とはならず，また画像診断において問題があっても，自覚症状がなければ放置する．大部分の人はそのうち症状がなくなる．」と，まとめられている．昔は過介入によって失敗が多くでたので，できるだけ介入しないでいこうという考えである．

子どもの顎関節症も成人同様，放置してよいのか？

　子どもの顎関節症を考えるにあたって，ここでもう一度，図5-1を見てみると，確かに40代以降は急激に減っているので放置して問題ないだろうということになるが，10～20代＊の増加をみれば，放置してよいということにはならないのではないかと考える．30代，40代＊を診察することの多い補綴医や口腔外科医がまとめたガイドラインを，子どもたちにも当てはめてよいのだろうか．放置しないで早い段階で発見して対応すべきではないか．というのが，筆者が日ごろ子どもたちの顎関節を診ていて感じていることである．

ポイント23　成人の顎関節症との共通点と相違点

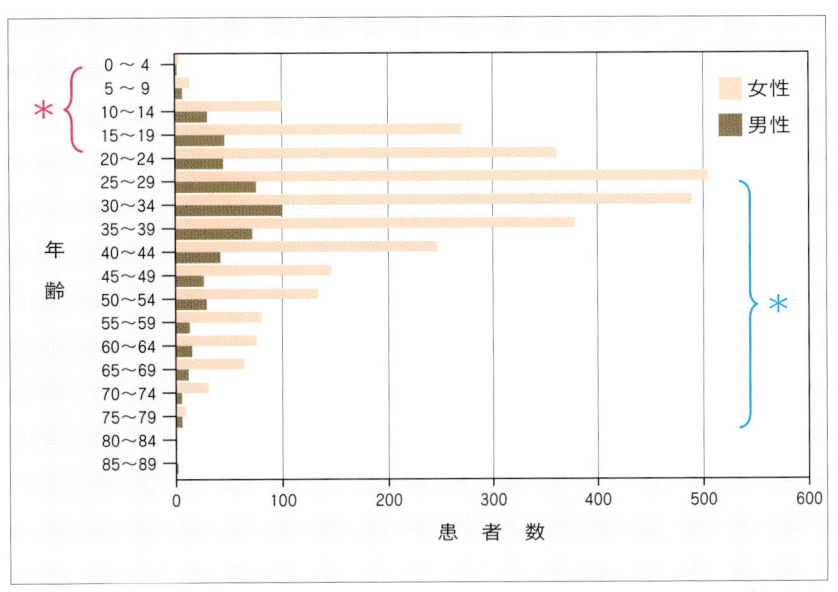

図5-1　シアトル健康組合(Seattle-based health maintenance organization)におけるTMD患者の年齢分布.

顎関節症状に気づいていない子どもも多い

　最近は，顎関節の自覚症状を訴える子どもが増えていると感じてはいるが，やはり成人と異なり，症状に気づいていない子どもたちも多いというのが現状である．

　子どもたちは痛みは訴えるが，それ以外の症状には気づかないことが多い．当院でも「音がしているよね」と指摘すると，「え？　音はするものだと思っていた」と驚く子どもや，**ポイント13**で紹介したように，歯の萌出にともない下顎の位置がずれてきた状況も，指摘されて初めて気づく親子もいる．**ポイント24**の症例のように，エックス線像で下顎頭の吸収が著しい成人の患者でも，「言われてみれば中学生のころ，音がしていたような気がする」と曖昧な答えが返ってくることが多い．

89

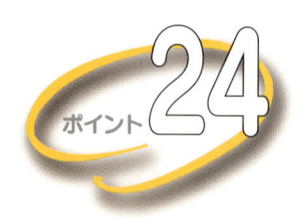

ポイント24 子どもの頃の対応が惜しまれる症例に遭遇する

　紹介する2症例(図5-2, 3)は，子どもの頃に対応できていれば，顎関節を守ってあげることができたのではないか，と思われる例である．二人に共通する点は中学生の頃，開口障害，顎関節部の疼痛の既往があったことである．両者ともに，現在は自覚症状は軽減しているものの，顎関節断層撮影像では顕著な骨吸収が認められる．

＜出っ歯と乱杭歯を主訴として来院した28歳女性の例＞

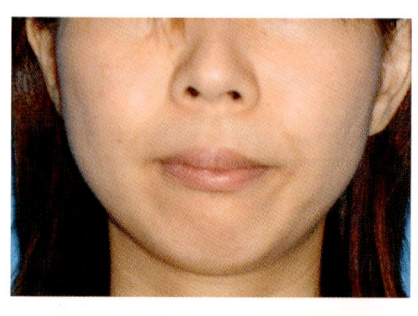

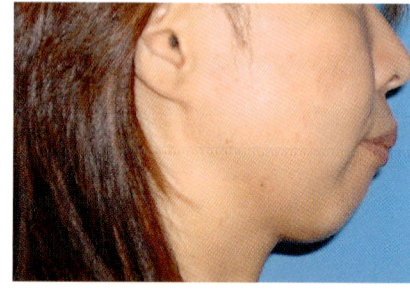

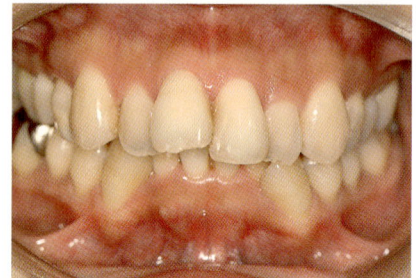

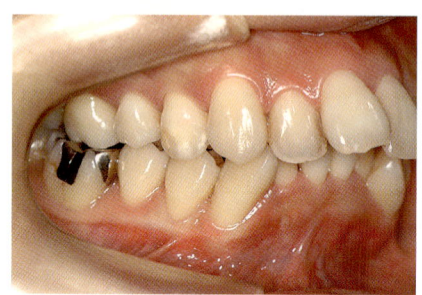

図5-2a〜d　28歳8か月女性．現在，顎関節に著明な自覚症状はなく，触診でクレピタスを認める程度である．中学生頃には開口障害，疼痛を認めていたとのことである．

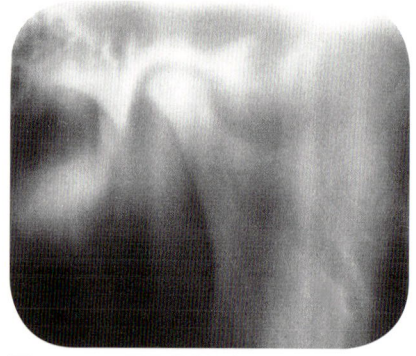

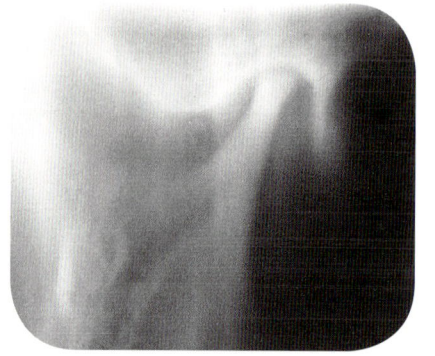

図5-2e, f　顎関節断層撮影像．下顎頭は著しく細く，吸収が進んでいることがわかる．

ポイント24　子どもの頃の対応が惜しまれる症例に遭遇する

　両者ともに，出っ歯を主訴として矯正治療を希望して来院されたが，このような場合には，自覚症状が悪化する可能性，顎位が安定しない可能性などのリスクをともないながらの治療になる．顎関節の問題が大きくなる前に，矯正治療を行ってあげたかった症例である．

＜出っ歯を主訴として来院した19歳女性の例＞

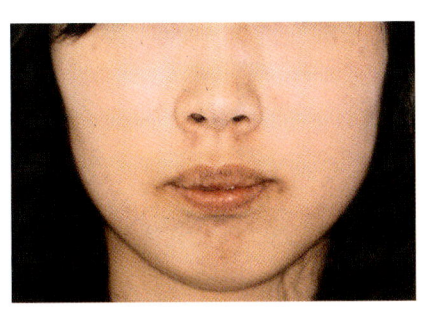

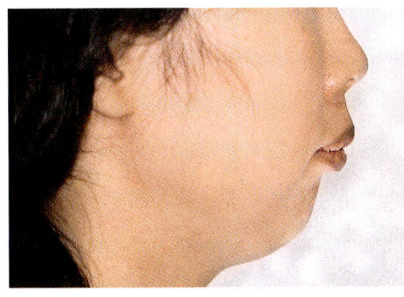

a	b
c	d
e	f

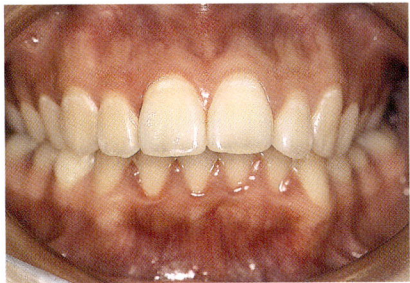

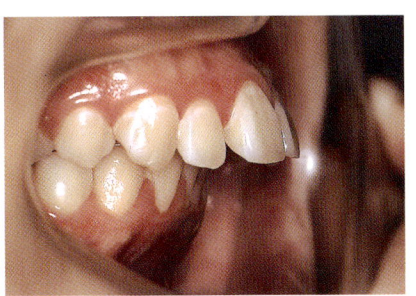

図5-3a～d　19歳5か月女性．開口時の軽度の疼痛，クレピタスを認める．中学生の頃から開口障害，疼痛などの症状があった．

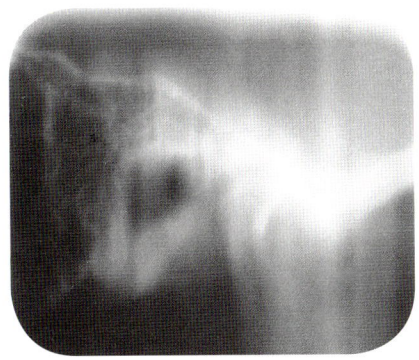

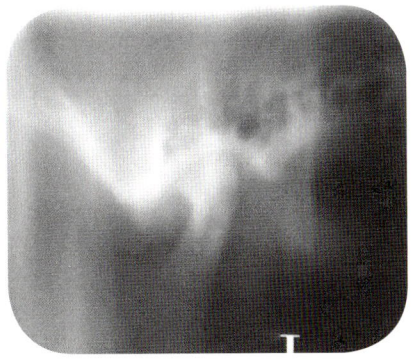

図5-3e, f　顎関節断層撮影像では，バードビーク様の下顎頭が認められる．

まとめ　子どもの顎関節症状に注意し，適切な対応により悪化を防ぎたい．

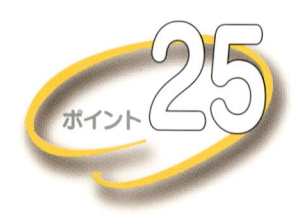

ポイント25 子どもの顎関節症に対応できた上顎前突症例

　図5-4は12歳7か月の女子である．出っ歯と間歇的な開口障害ならびに顎関節の疼痛を主訴として来院した．**ポイント24**で紹介した2症例は子どもの頃，ちょうど本症例のような状態ではなかったかと推察される．

　顎関節に悪影響を及ぼしていると思われる習癖の除去の指導をした後，スプリント療法を行い，症状が改善するのを待った．その後，スプリントを併用しながら下顎のレベリングを開始し，スプリントがなくても症状がでないことを確認して，上顎にも装置を装着して治療を行った．

　約2年の動的治療の後（**図5-5**），顎関節症状は消失した．顎関節断層撮影像でも，不明瞭ではあるが改善の様相がうかがえる．

＜ポイント24の成人女性の子どもの頃を思わせる12歳女子の症例＞

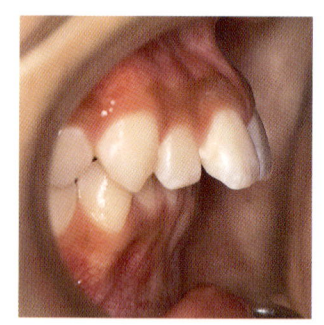

図5-4a, b　12歳7か月女子，初診時．開口障害と疼痛を訴えていた． a|b

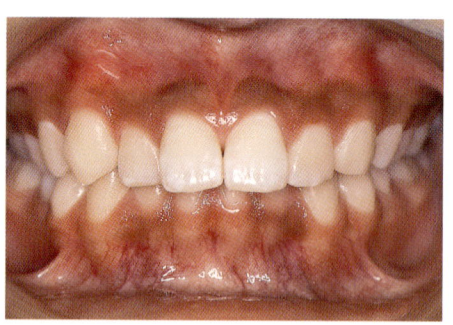

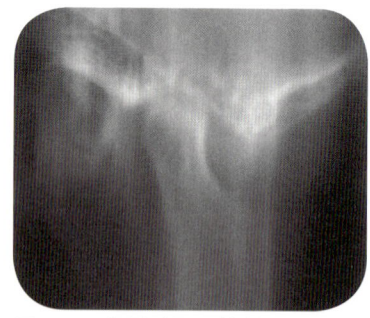

図5-4c　初診時顎関節断層撮影像．吸収が認められた．

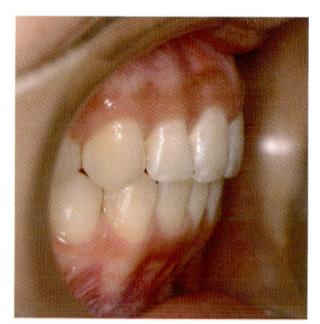

図5-5a, b　動的治療終了時．自覚症状は消失した． a|b

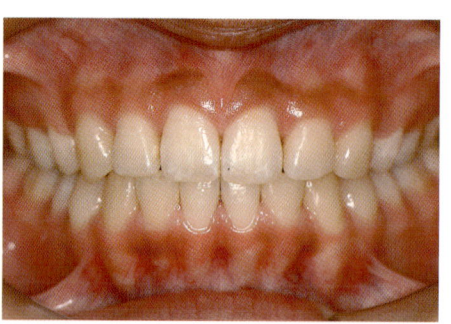

図5-5c　動的治療終了時顎関節断層撮影像．形態が改善され，白線も明瞭になってきているように見える．

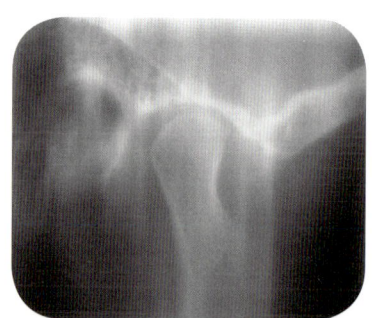

まとめ　顎関節症状をともなう子どもの上顎前突は，成人になって顎関節の問題が大きくなる前に，治療しておきたい．

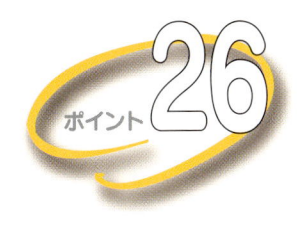

ポイント26 開咬症例では，自覚症状がなくても下顎頭の吸収を認めることがある

　開咬症例においては，開咬が原因で顎関節症を引き起こしたのか，下顎頭の吸収が原因で開咬が生じたのかが不明な場合が多く，両者が悪循環となっていることも考えられる．後者の場合には，以前咬合していたと思われる部位に咬耗が認められる．

　中学生以上の開咬症例には，自覚症状がなくても下顎頭の吸収を認めることが多い．図5-6は11歳11か月の男子である．自覚症状はまったくなかったが，関節雑音を認め，右側顎関節にはバードビーク様に，左側には扁平化の骨変形像が認められた．これから思春期成長期を迎え，下顎の伸びが旺盛となった場合，さらに吸収が進んで開咬の程度が悪化する可能性も考えられたため，夜間スプリントを装着して成長の終了を待つこととした．

＜自覚症状がまったくないにもかかわらず，下顎頭の変形像を認めた開咬症例＞

a	b
c	d

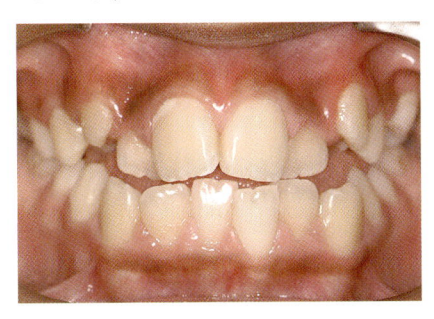

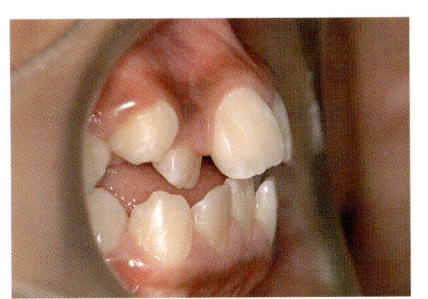

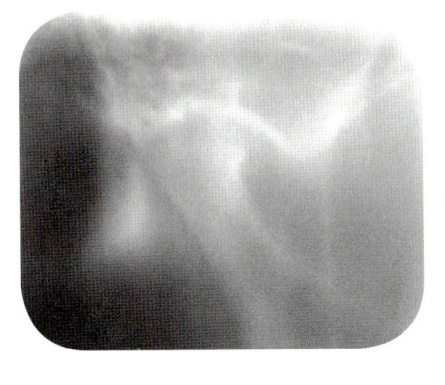

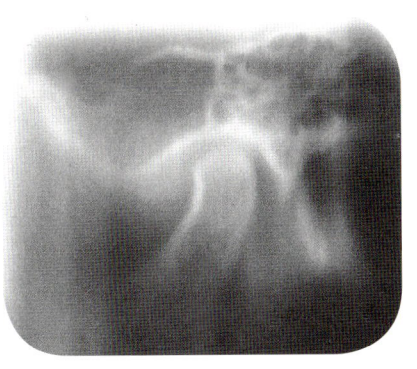

図5-6a, b　11歳11か月男子，初診時．
図5-6c, d　顎関節断層撮影像．下顎頭の変形が認められた．

まとめ　中学生以上の開咬では，自覚症状がなくても顎関節に問題を生じていることが多いので注意を要する．

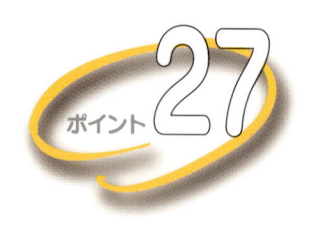

ポイント27 非対称は顎関節症をともなうことが多い

　顔貌の非対称が認められる場合，凹側の顎関節に問題が生じていることが多い．凸側に自覚症状がある場合でも，凹側は凸側以上に状態が悪くなっていることがしばしばである．ポイント6，13でも述べたように，子どもの時にわずかな非対称であっても，思春期成長期に悪化し，その間に顎関節症をも引き起こしていくことがあるので注意してあげたい．頬杖や片側噛みの癖は，早めに気づいてやめるよう指導してあげたい．

　図5-7は，ポイント6で頬杖が原因と疑われる非対称の症例として紹介した．左側の顎関節に疼痛と雑音を認め，顎関節断層撮影像では，右側に比し左側下顎頭は細く弱々しく，扁平化も認められた．

＜頬杖が関連していると推測される症例＞

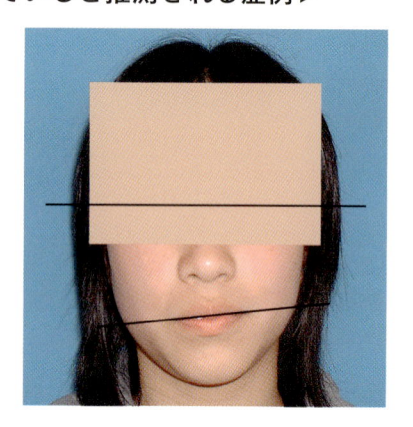

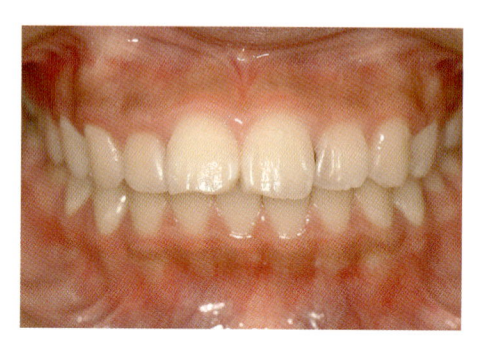

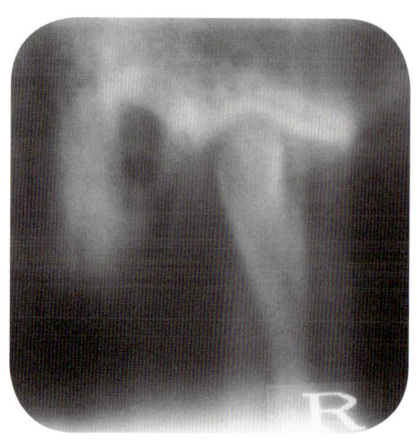

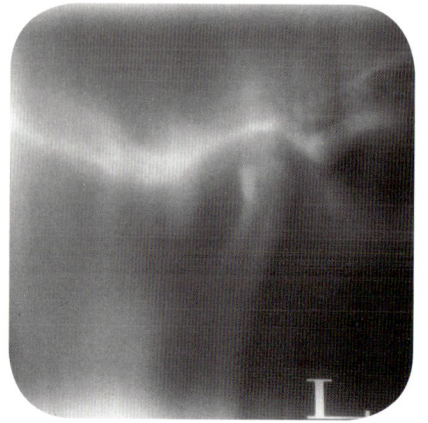

図5-7a〜d　13歳11か月女子．凹側である左側下顎頭は細く，骨吸収を認めた．

ポイント27　非対称は顎関節症をともなうことが多い

　図5-8は近医にて，顎関節の痛みを"成長痛である"と説明を受けたという11歳3か月の女子の症例である．下顎はわずかに右側に偏位していた．右側顎関節の疼痛と雑音を訴えており，顎関節断層撮影像では，右下顎頭にバードビーク様の変形が認められた．やはり，凹側に問題を生じている例である．

＜近医にて成長痛と言われた症例＞

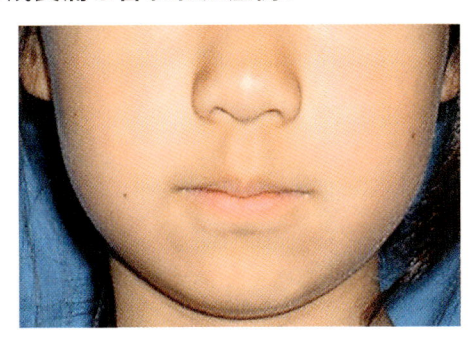

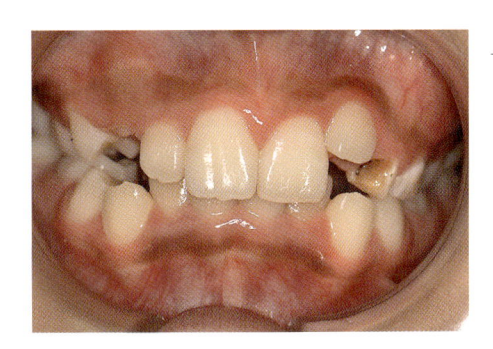

a	b
c	d

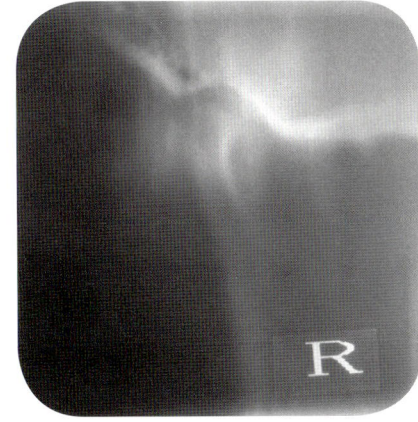

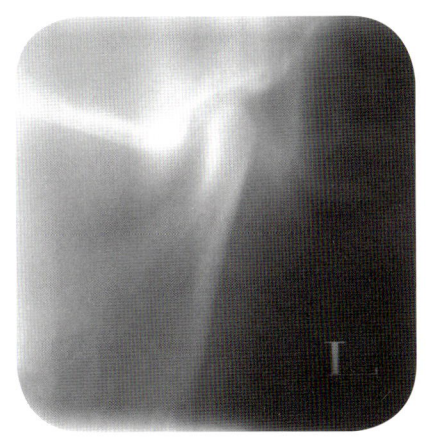

図5-8a〜d　11歳3か月女子．下顎がわずかに右側に偏位しており，凹側である右側に問題を生じていた．

まとめ　非対称の症例では，とくに凹側の顎関節に問題を生じやすいので，注意を要する．非対称の原因となる要素を取り除いて，そのリスクを下げておきたい．

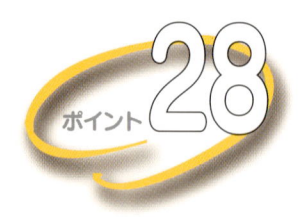

ポイント 28　過度の咬耗に要注意

　首や肩の凝りは成人だけのものと思い込んでいたが，そうではない．咬合の問題だけでなく，受験やいじめなど，子どもの世界もストレス社会になりつつある現在，歯ぎしりや噛みしめについて，精神的な面もあわせて注意していきたい．

＜下顎犬歯が抜髄されるほど咬耗していた症例＞

図5-9a, b　13歳女子．出っ歯，下顎前歯部叢生，首の凝りを主訴として来院した．3には咬耗がある．

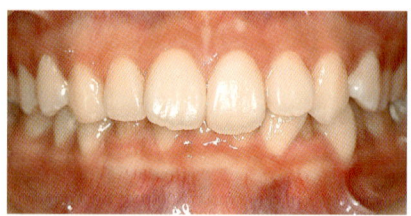

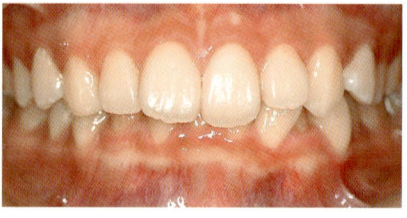

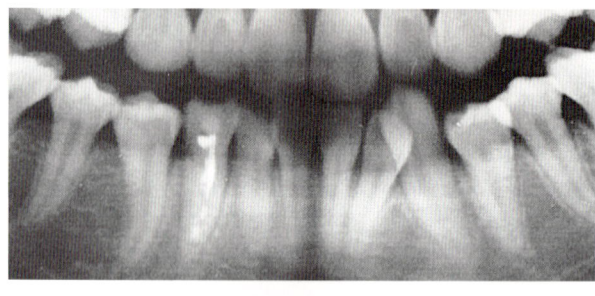

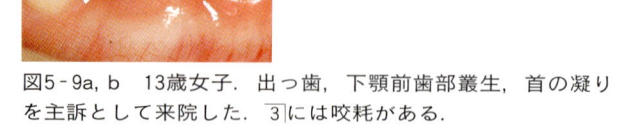

◀図5-9c　パノラマエックス線像．3は抜髄されていた．

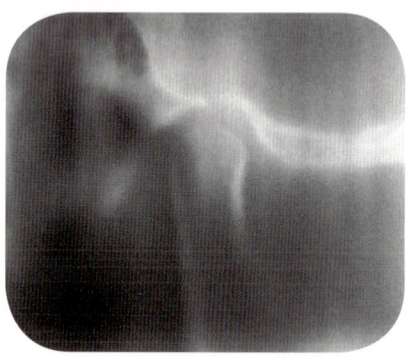

図5-9d, e　顎関節断層撮影像．特記すべき事項はなかった．

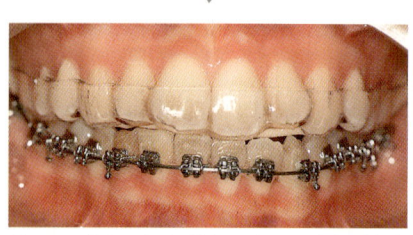

図5-10　13歳7か月．スプリントを併用しながら矯正治療を開始．

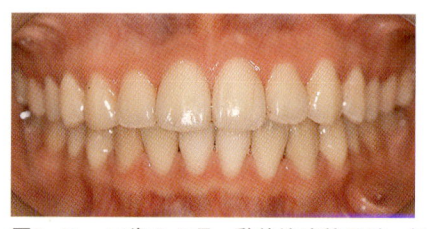

図5-11　14歳9か月．動的治療終了時．起床時の首の凝り，疲れが改善した．

ポイント28　過度の咬耗に要注意

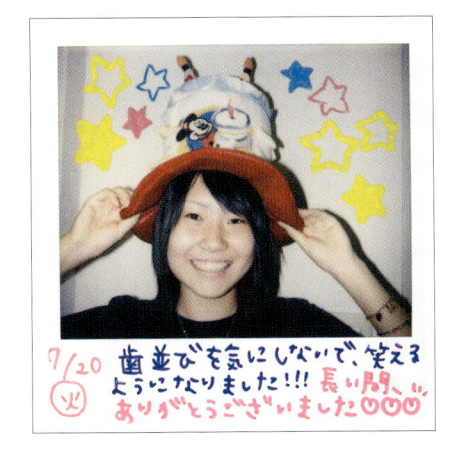

　ポイント16で紹介した症例である．出っ歯と下顎前歯部の叢生と，首の凝りを主訴として来院した13歳女子である．

　顎関節には自覚症状がなかったが，矯正治療のための問診表に「歯ぎしりをする．朝，首が凝る，疲れる」と記載されていた．就寝中の噛みしめや歯ぎしりの影響が疑われた．過蓋咬合で，3̅には著しい咬耗が認められた．パノラマエックス線像では同部の抜髄が確認できた．顎関節断層撮影像では下顎頭の著明な骨吸収は認められなかった．

　これらの情報から，夜間の歯ぎしりによる咬耗，首の凝りと判断し，前歯接触型のスプリントを夜間装着することにより首の凝り，頭痛をすぐに消失させることができた．

　一般歯科に「歯がしみる」と言って受診した際に，3̅の咬耗の異常さに気づけば，抜髄は不要だったかもしれない．咬耗の理由をもう少し掘り下げていたら，長い間，首の凝りや頭痛に悩まされることはなかったと思われる．抜髄する前に顎関節症への対応ができなかったのだろうか，と残念に思った症例である．

　症状が消失した後，矯正治療をするかどうかの判断は，ポイント23で述べたように首の凝りや頭痛を治すことを目的に，不可逆的な矯正治療をしてはいけないというガイドラインがあるので注意を必要とするが，主訴として，下顎の叢生や咬み合わせが深いことがあり，これらを治すためには矯正治療が必要で，首や肩の凝りや頭痛の改善のために矯正治療をするのではないことを確認して矯正治療を行った．咬合挙上して治療を終了したころには，自覚症状もすっかり消失した．

＜萌出して間もない上顎側切歯に著明な咬耗を認める症例＞

a | b

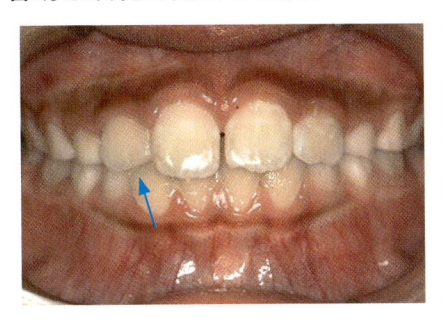

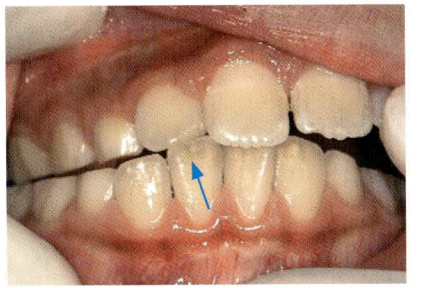

図5-12a, b　7歳3か月男子．歯ぎしりを主訴として来院した．側方誘導時にガイドしている2̅には，萌出間もないにもかかわらず著明な咬耗が認められた．

まとめ　子どもの歯ぎしり，噛みしめ，首や肩の凝り，過度の咬耗にも注意をはらってあげたい．

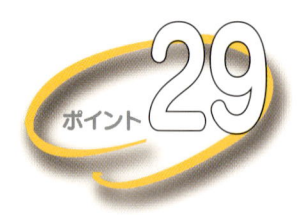

ポイント29 顎関節部の先天的な形態異常もある

　稀ではあるが，顎関節部に先天的な形態異常が存在する．このような症例では，成長発育を見定めた適切な対応が必要とされる．

　図5-13は，9歳4か月の男子である．口腔内写真と正貌写真だけでは，よく見かける叢生をともなった上顎前突症例のように見える．しかし，図5-13dのように開口すると，下顎は大きく右側に偏位する．図5-13e，fの顎関節断層撮影像で，右側の下顎頭に形態異常が認められた．本人もご家族も異常にはまったく気づいていなかった．

＜右側下顎頭の形態異常を認めた症例＞

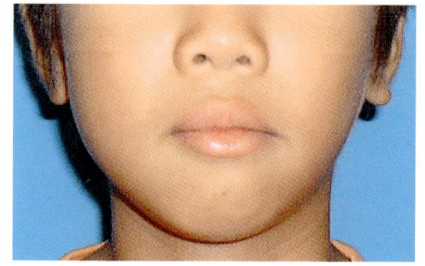

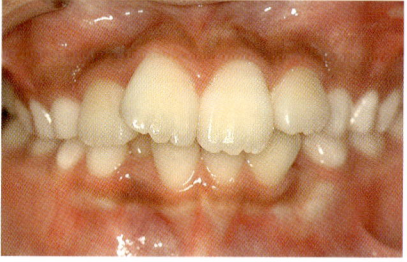

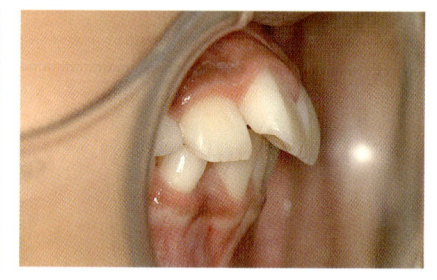

図5-13a～c　9歳4か月男子．通常の，叢生をともなう上顎前突に見えるが….

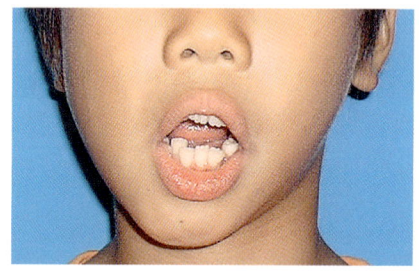

図5-13d　開口すると，下顎は大きく右側に偏位する．

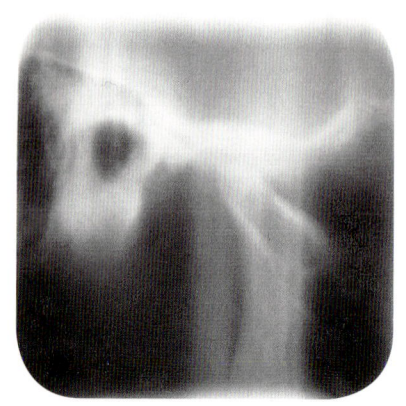

図5-13e，f　右側の下顎頭に形態異常を認める．

ポイント29　顎関節部の先天的な形態異常もある

　図5-14は，12歳の男子の症例である．顔面および咬合の非対称が顕著である．顎関節断層撮影像(図5-14c, d)において，左側の下顎頭の形態異常が認められた．

＜左側下顎頭の形態異常を認めた症例＞

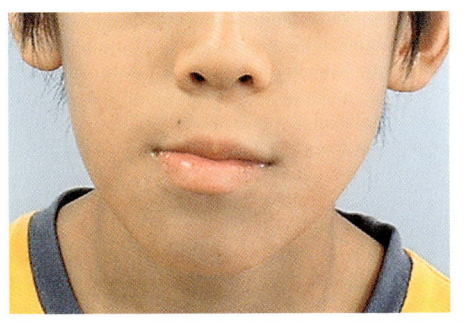

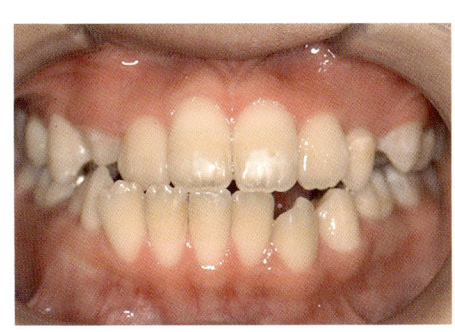

図5-14a, b　12歳男子．顔面および咬合の非対称が著明．

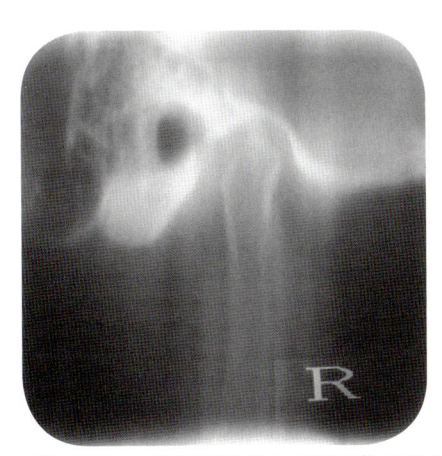

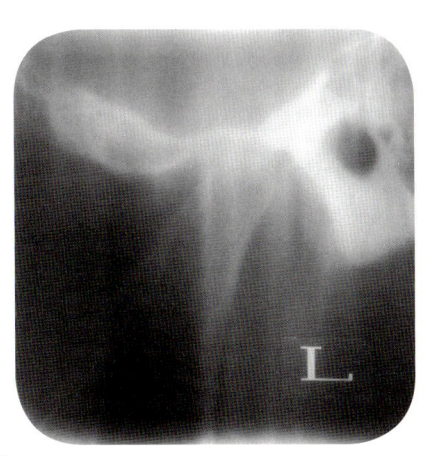

図5-14c, d　左側下顎頭の形態異常が認められた．

まとめ　顎関節部には先天的な形態異常も存在するため，顎関節の発育障害，機能障害の原因を追究することが重要である．

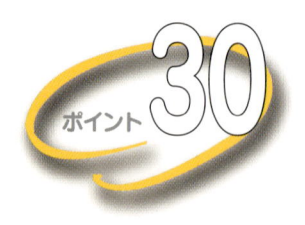

ポイント30 下顎頭の発育の差はこんなにある

　下顎頭の大きさ，たくましさは個人差が大きい．その差は，遺伝的要因に加え発育環境要因の違いによるものと推察される．

　図5-15aは20歳女性の下顎頭である．側貌（図5-15b）を観察すると，下顎角は小さく，咬筋が発達していることがうかがえる．一方の図5-16aは疼痛，関節雑音，開口障害を認める15歳男子の下顎頭の像である．発育が悪く，細く，弱弱しい．側貌（図5-16b）を観察すると，下顎角は大きく咬合力が弱いことがうかがえる．

　しっかり咬んでたくましく育ってきた関節とそうでない関節との差は大きく，問題を起こしてくる患者の下顎頭は華奢であることが多い．

＜下顎角が小さく咬筋が発達している症例＞

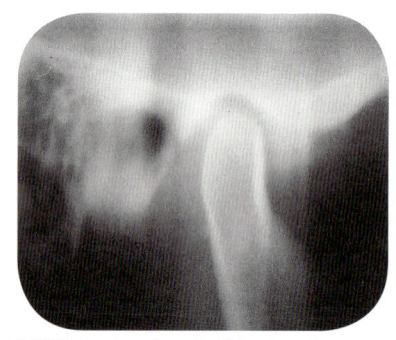

図5-15a　20歳女性の下顎頭．太くしっかりしている．

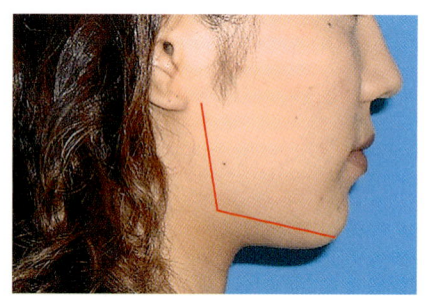

図5-15b　同側貌．下顎角は小さく咬筋が発達していることがうかがえる．

＜下顎角が大きく顎関節症をともなっている症例＞

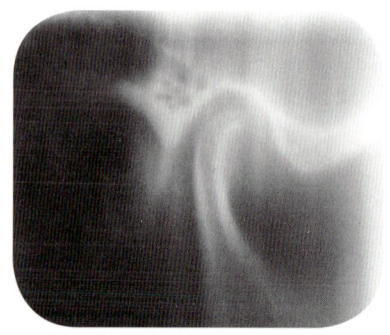

図5-16a　15歳男子の下顎頭．細く弱弱しい．疼痛，関節雑音，開口障害を認める．

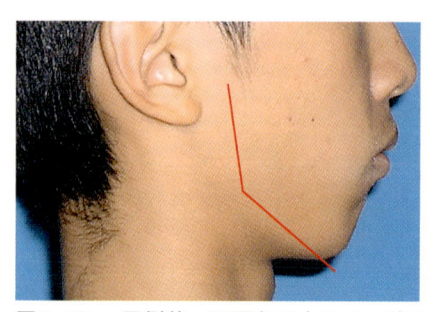

図5-16b　同側貌．下顎角は大きく，咬む力が弱いことがうかがえる．

> **まとめ**　問題を起こしてくる患者の下顎頭は華奢である場合が多い．しっかり咬んで顎関節がたくましく育ってきたか，そうでないかの差は大きい．

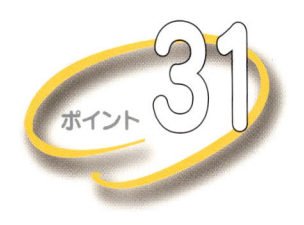

ポイント31 抜歯して矯正治療をすると顎関節症になるか？

　「小臼歯を抜歯して矯正治療をすると，顎関節症になる」と主張する歯科医師も存在するが，筆者はこの考えには反対である．しかし実際には，そう言われてもしかたがないような症例にも遭遇する．紹介する2症例は他院で治療を受け，当院に再治療を求めて来院された例である．図5-17は下顎前突症例に対し，下顎第一小臼歯を抜歯してスペースを閉じただけなので，臼歯と前歯の一部でしか咬合していない．図5-18は上顎前突症例に対し，上下第一小臼歯を抜歯して治療したようだが，前歯牽引時のトルクコントロールが不十分で医原性とも言えるⅡ級2類の症例となっていた．両者ともに顎関節の疼痛と雑音を訴えていた．

＜下顎前突に対し，下顎の第一小臼歯を抜歯して不満足な治療結果に終わっている症例＞

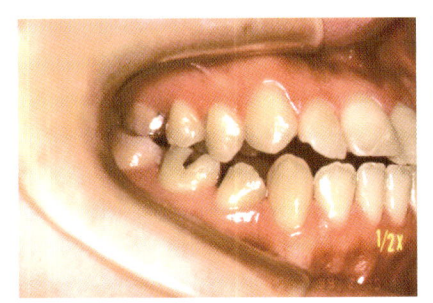

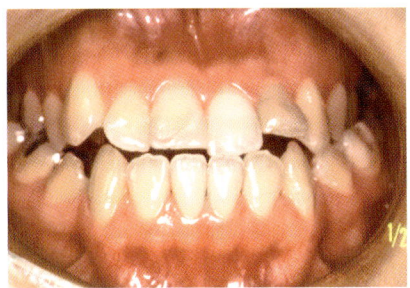

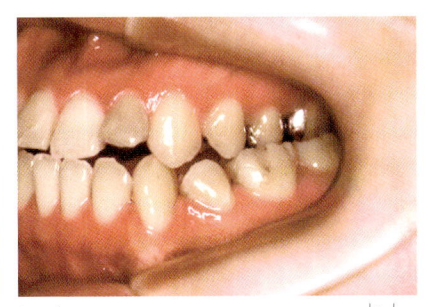

図5-17a〜c　小臼歯を抜歯してスペースを閉じただけなので，臼歯と前歯しか咬合していない．　　a|b|c

＜上顎前突に対し，上下第一小臼歯を抜歯して不満足な治療結果に終わっている症例＞

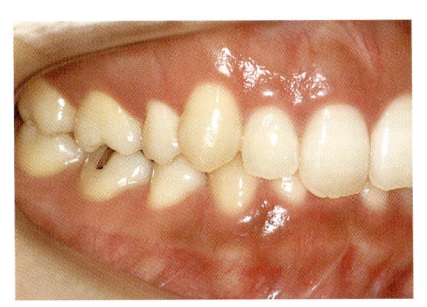

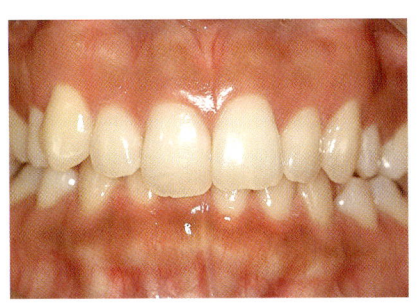

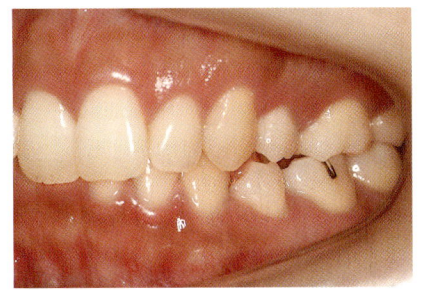

図5-18a〜c　前歯のトルクコントロールが不十分で，医原性とも言えるⅡ級2類の症例となっていた．　　a|b|c

まとめ　安易な矯正治療は，患者さんに大きなマイナスをもたらす場合もあることを認識しておかなくてはならない．

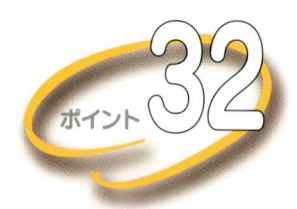

ポイント32 顎関節症の子どもや若者を減少させるために

　顎関節症に苦悩する子どもたちや若者を，少しでも減らすために，次の3点のアドバイスをしていきたい．

1 幼児期からしっかり噛んで食べる

　あたりまえのことながら，筋肉骨格系の健全な発育は必須である．多くの症例を診ていると，問題を起こしてくる関節は関節頭が細い傾向にある．とくに歯固めのようなものを準備しなくとも，3回の食事に噛み応えのあるものを用意し，しっかりゆっくり噛んで食事をするよう心がけるように指導したい．"3回×365日×何年"の差は大きいことに気づかせてあげることが重要と考える．

　「食事の際に飲み物を置いていませんか？」と質問すると，母親に「いけないのですか？」と驚かれることがよくある．自分の唾液でしっかり咀嚼することなく流し込んでいては，正しい発育は望めない．飲み物は食後に摂るよう指導したい．

2 悪習癖をやめる

　爪噛み，頬杖，噛みしめなどは，長時間にわたり顎関節に大きな負荷をかけ，顎関節症を悪化させる一因となりうるので，やめるよう指導する．

　また，いつも決まった側での頬杖や寝癖，片側咀嚼など，非対称を生じる可能性のある習癖についても，チェックしたい．

3 顎関節症の知識をもち，歯科医師に早めに相談する

　このためにも，子どもの顎関節症に対するガイドラインが早く整備され，広く周知されることが望まれる．また，矯正治療を行う場合には，顎関節症の治療を第1の目的とした矯正治療は，ガイドラインでは認められていないことを，患者さんに正しく理解していただいたうえで開始することが求められる．

第6章

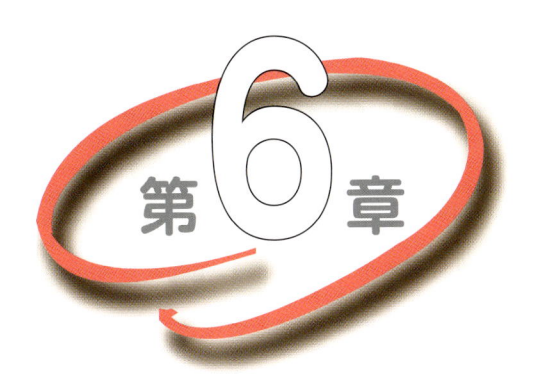

カリエスリスクとペリオリスクのアドバイスも

う蝕への対応は,治療から予防へと大きくシフトしてきている.
その際,子どもも保護者も,より負担少なく効果的な予防法を知ることができれば,
毎日の生活において実践も楽しいものとなるだろう.
そのためにリスクの概念を取り入れたい.

ポイント33:カリエスリスクに応じたアドバイス ······ 104
ポイント34:リスク判定のためのバイトウィングの活用 ······ 105
ポイント35:子ども自身にも動機づけ ······ 106

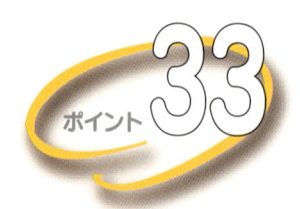

ポイント33 カリエスリスクに応じたアドバイス

　心疾患になりやすい人，糖尿病になりやすい人がいるように，カリエスになりやすい人，歯周病になりやすい人がいることを，認識させてあげることが大切であると考える．ある患者さんの父親から，「矯正治療と一緒に，フッ素塗布も定期的にお願いします」と初診時に言われたことがある．シーラントも完璧に施されていて，なんと，う蝕予防に熱心な方だろうと感心したが，下顎前歯の歯石のことはまったくご存じなかった．下記のサリバテストにおいてもカリエスリスクは低く，う蝕対策よりも歯周病対策に軸足を置くようお話しした．最小の負担で最大の予防効果を得ることができるように，子どもや保護者の努力の方向を間違えないよう，指導してあげたい．

できればサリバテストの導入を

　サリバテストとは唾液の量，緩衝能，ミュータンス菌とラクトバシラス菌の数などを調べるテストである．当院では，古くから問診表と口腔内診査，エックス線像からカリエスリスクを判定していたが，サリバテストを加えるようになって，一段とリスク判定の精度が上がり，矯正治療中のう蝕発生率をかなり下げることができている（図6-1, 2）．

　現在う蝕がなくても，サリバテストの値の悪い場合は，矯正装置を装着したり，スポーツドリンクを頻繁に飲むようになったりなど，生活習慣が変わると，う蝕が急に発生する危険性があることを伝えておきたい．

＜サリバテストの結果の1例＞

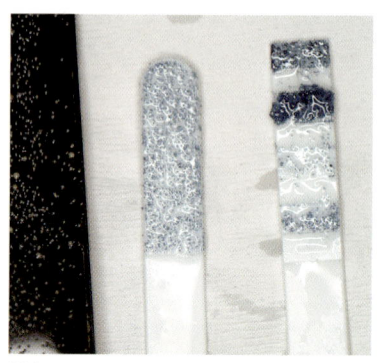

図6-1

＜サリバテスト結果の判定方法＞

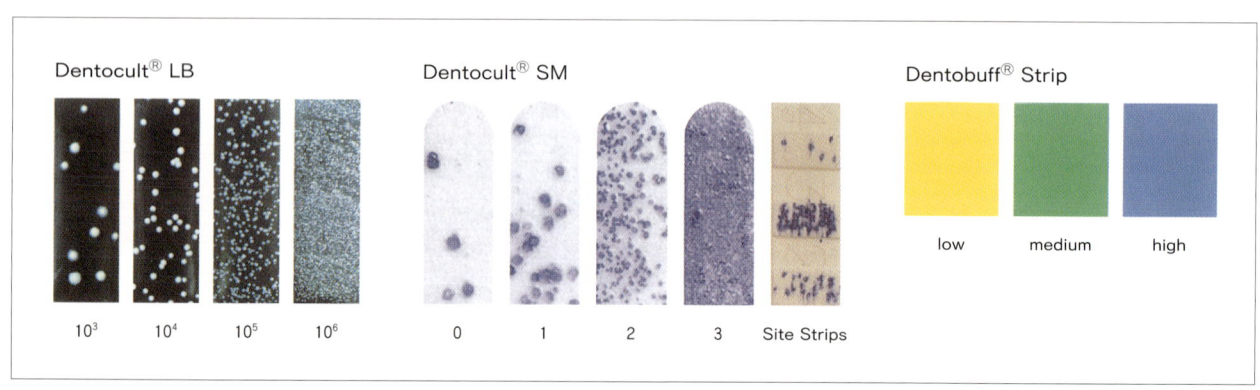

Dentocult® LB　　10³　10⁴　10⁵　10⁶

Dentocult® SM　　0　1　2　3　Site Strips

Dentobuff® Strip　　low　medium　high

図6-2　サリバテストのモデルチャート（「Dentocult」パンフレット：(株)オーラルケアより）．

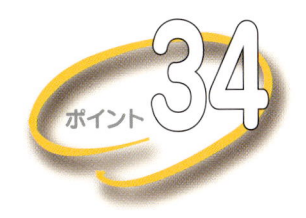

ポイント34 リスク判定のためのバイトウィングの活用

バイトウィングも多くの情報を与えてくれる．図6-3は口腔内では一見カリエスフリーのように見えるが，バイトウィングで，隣接面カリエスが認められた例である．第一大臼歯にもわずかに透過像が認められる．一方，図6-4は，乳歯冠が装着されているために，一見カリエスリスクが高そうに見えるが，サリバテストでは問題はなかった．バイトウィングでは，乳歯だけでなく第一大臼歯にも歯石の沈着を認めた．歯石があるだけで歯周病のリスクが高いとは言えないが，注意を促しておいたほうが良い症例である．

＜口腔内で一見カリエスフリーに見えても隣接面にカリエスを認めた例＞

＜カリエスリスクが高そうに見えて低い例＞

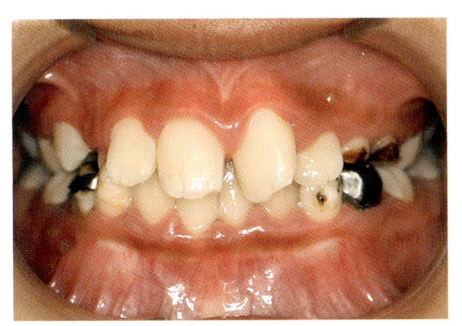

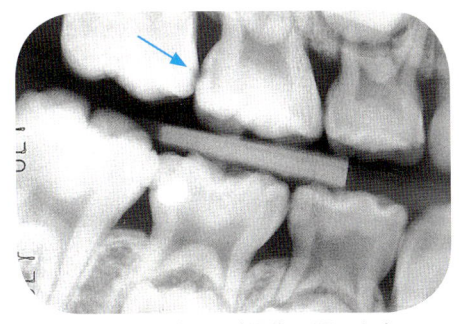

図6-3a, b　第一大臼歯にもわずかに透過像が認められる．

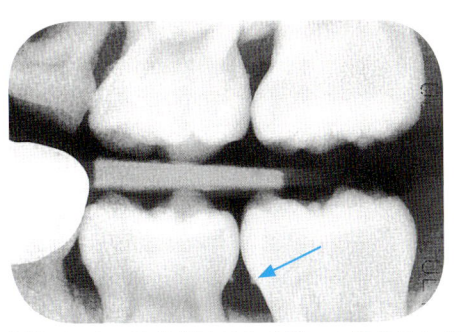

図6-4a, b　乳歯だけでなく第一大臼歯にも歯石の沈着を認める．

まとめ　できるだけ正確なリスク判断をして，予防の重点ポイントを指導してあげたい．

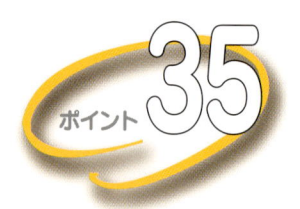

ポイント35 子ども自身にも動機づけ

"子どものむし歯はお母さんの責任"と，母親に厳しい言葉を浴びせる歯科医師がいると聞く．確かに一理あるかもしれないが，できれば子ども自身に，なぜむし歯ができるのか，どうすればならないのかを，子どもなりに理解させてあげたいと思う．そうすることで予防は楽しいものとなり，保護者の負担を少しでも減らすことができると考える．筆者はこの目的で出版したカリオロジーの絵本（図6-5）を，子どもの動機づけに利用している．

＜カリオロジーの絵本＞

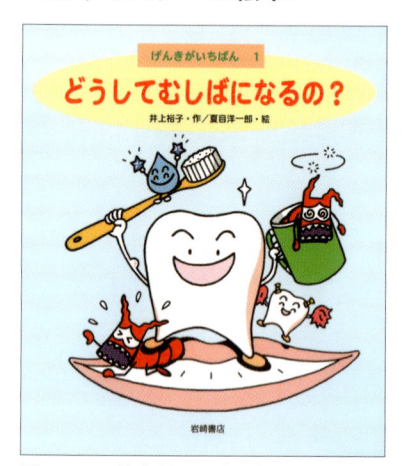

図6-5a 井上裕子・作／夏目洋一郎・絵．どうしてむしばになるの？．東京：岩崎書店，2000．

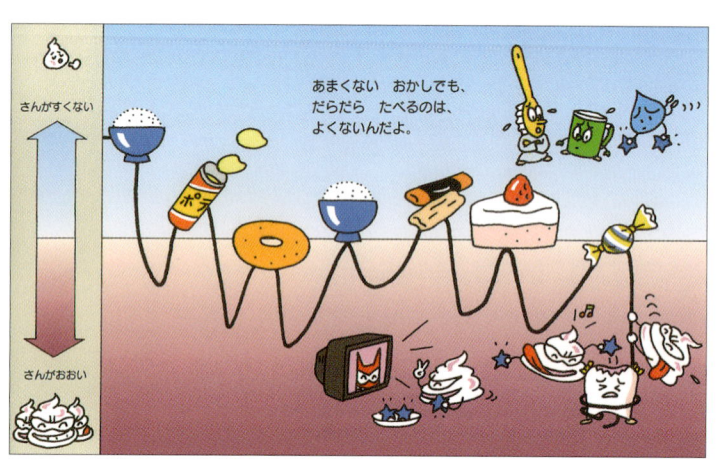

図6-5c だらだら食べは「酸の世界」に長くいることになる（同書 p.19より）．

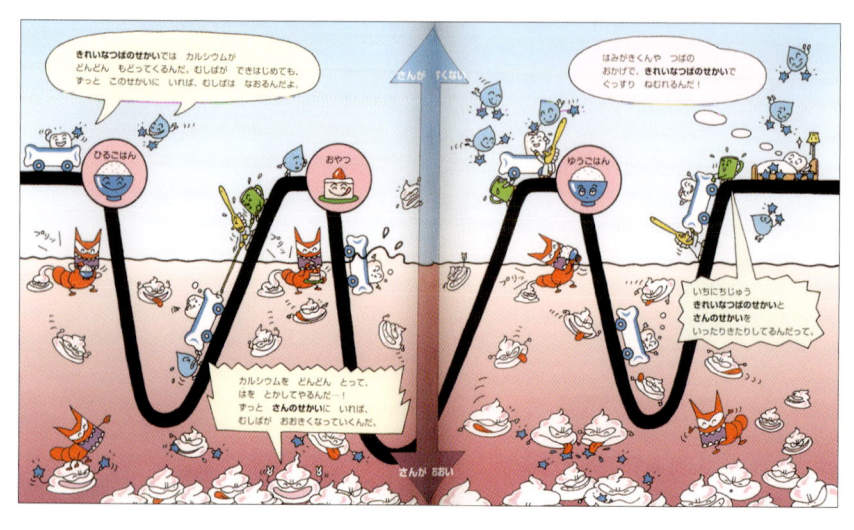

図6-5b 脱灰と再石灰化のプロセスを子どもにもわかりやすく（同書 p.14, 15より）．

第7章

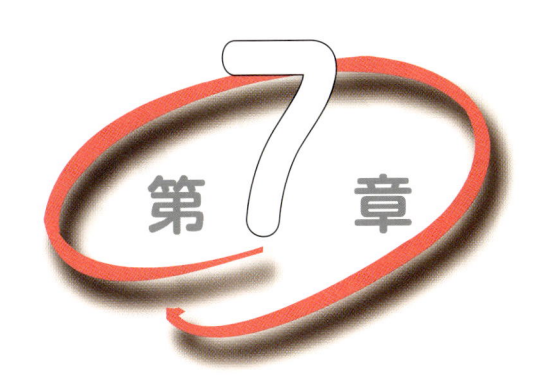

子どもと保護者への接し方

矯正治療は，患者の協力に成否が左右されるという点で特殊な医療であるために，
矯正治療を担当する歯科医師には，矯正学の知識と技術の他に
患者の協力を引きだす能力が必要とされる．
矯正治療の不成功の理由を，子どもの非協力のせいにすることのないようにしたい．
子どもたちとそのご家族との二人三脚で，治療を成功へと導きたい．

ポイント36：一期治療は子育てと同じ 108
ポイント37：EBMとNBM 110
ポイント38：予防は治療に優る 111
ポイント39：信頼される歯科医師に 111

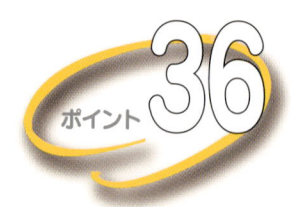

ポイント36 一期治療は子育てと同じ

　子どもの矯正治療を任されることになった際には，子育ての意識をもちたいと考えている．自分の意思で治療を開始する成人とは異なり，何もわからないまま保護者に連れられて，何年かを矯正治療とともに過ごす子どもたちには，それなりの心配りをしてあげたい．

　二人の子どもさんの父親から「子どもたちは矯正治療をすることによって，きれいな歯並びだけでなく，努力すれば願いが叶うということを学びました」と言われたことがある．矯正治療が成功体験となって，子どもたちに歯並び以上のものを与えることができるのか，幼い頃の苦い経験にしかならないのか，その差は大きい．

　子育てを考えるとき，筆者はつねに「愛と英知の親子学」という服部祥子先生のメッセージを大切にしている．先生は，「親が愛という感情を豊かにもつこと，英知という理性を爽やかに蓄えること，それを願ってやまない」と書かれている（図7-1）．

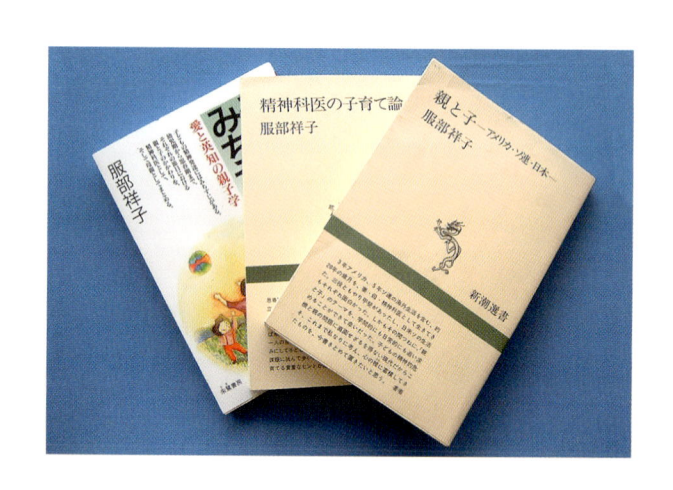

図7-1　服部祥子先生の著書．（右：服部祥子．親と子―アメリカ・ソ連・日本―．新潮選書．東京：新潮社，1985．中：服部祥子．精神科医の子育て論．新潮選書．東京：新潮社，1991．左：服部祥子．子どもが育つみちすじ―愛と英知の親子学．大阪：朱鷺書房，1989．）

　さらに，アン・ドルーヤンという科学者の「科学的思考と愛」という言葉にもめぐり合い，大切にしている．この方は『コンタクト』という映画にもなった小説も書いておられる有名な科学者，カール・セーガン先生の奥様でもあるが，「人が幸せになるためには科学的思考と愛とが車の両輪のように必要である」と，服部先生と奇しくも同じメッセージを唱えておられる．

　このお二人のメッセージをつねに心の隅において，子どもの矯正治療にあたりたいと考えている．

ポイント36　一期治療は子育てと同じ

　一期治療は適切な診断，治療方針の立案が行われても，それだけではその子にとって，本当にその治療がその子の利益になるかどうかはわからない．これこそまさに愛と英知，科学的思考と愛に基づいた判断が要求され，子ども一人ひとり答えは異なると考える．

　固定式装置でないとうまくいかない子，可撤式装置なら大丈夫な子，むしろ一期は何もしないで，ちゃんと自分で判断できるようになるまで待ったほうがメリットは大きいと判断される子，さまざまである．

　一期治療はこうした，子どもの性格まで考慮して治療することが望まれる．そうでなければ，一期治療は成功しないとまで言えるかもしれない．そして，保護者に適切なアドバイスを行い，保護者を必要以上に心配させない配慮，保護者の負担を大きくしすぎない配慮も望まれる．

　図7-2は一期治療を終了して喜ぶ子どもたちの写真である．装置を入れることの負担を理解してあげ，できるだけ早くこの瞬間を味わわせてあげたい．自分の歯や笑顔に自信をもちながら成長していける子どもと，そうでない子どもとでは，きっと違いがあるだろうと考える．それは，筆者自身の小学4年生時の矯正治療体験を考えても，間違いないと思う．幼い頃の矯正治療がなかったら，今の私はなかったかもしれない．

＜一期治療終了を喜ぶ子どもたちの輝く笑顔＞

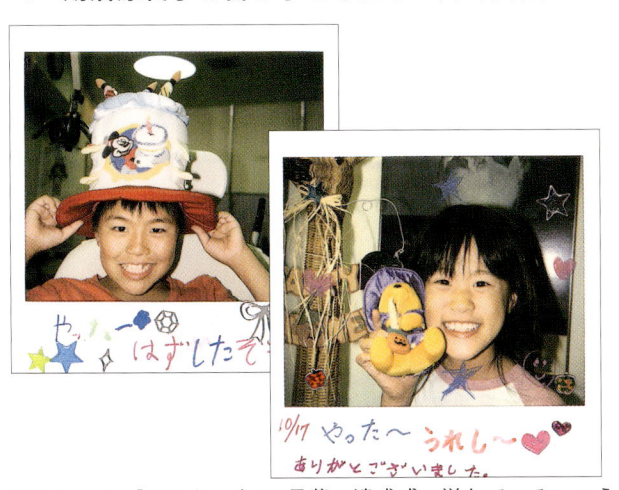

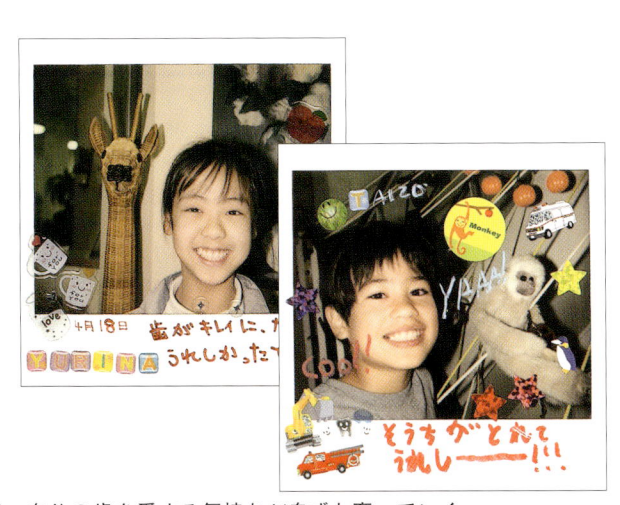

図7-2a～d　「ヤッター！」の言葉に達成感が溢れている．こうして，自分の歯を愛する気持ちが自ずと育っていく．

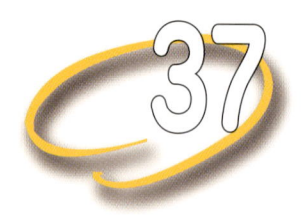

37 EBM と NBM

EBM(evidence based medicine)と NBM(narrative based medicine)も，子どもたちの矯正治療に欠かせない．齋藤清二先生の EBM と NBM についての著書(図7-3)を参考にして述べたい．

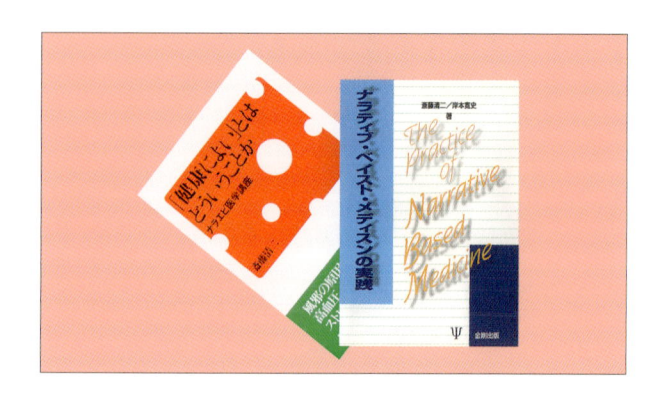

図7-3 齋藤清二先生の著書．（右：齋藤清二・岸本寛史．ナラティブ・ベイスト・メディスンの実践．東京：金剛出版，2003．左：齋藤清二．「健康によい」とはどういうことか――ナラエビ医学講座．東京：晶文社，2005．）

「EBM とは偽りの権威への挑戦である」と齋藤先生は表現しておられる．「エビデンスという明確に定義された情報を利用することによって，目の前の患者に最良の医療を提供することを目的とした方法論である」とも書いておられる．

また，「一般的に EBM とは，統計学的手法を用いて普遍的に正しい医療を医療従事者と患者に提供するものであるかのように思いがちだが，それは誤解で，たとえエビデンスが得られない場合であっても，客観的なエビデンスが存在しないことを前提としつつ，患者にとって有益な物語を患者とともに共同執筆することを目標として，対話を続けることが真の EBM である」とも，説明されている．

例を挙げれば，現時点においてフッ素と口腔筋機能療法(MFT)の有効性では，エビデンスとしてのグレードが異なる．だからと言って消極的になるのではなく，その違いを整理し，患者さんとご家族にも理解していただいたうえで MFT に取り組んでいくことが重要であると考える．

「NBM は物語と対話に基づく医療，患者の語りに真剣に耳を傾ける姿勢，医療従事者と患者の間に交わされる親密な対話を大切にする医療である」と書かれている．医療の根本としてあたりまえのことなのだが，**ポイント36**でも述べたように，子どもの性格，取り巻く環境まで心配りをしながら治療にあたりたい．

EBM と NBM はともに，「目の前の患者の最大幸福に焦点を当てる医療の方法論」であり，子どもの矯正治療にも欠かせない．

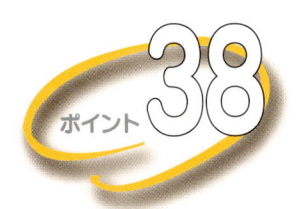

ポイント38 予防は治療に優る

"予防は治療に優る"とは16世紀の学者エラスムスの言葉である．不正咬合も他の疾患と同様，予防が治療に優るのは当然のことである．保護者や子どもたちへのちょっとしたアドバイスや最小限の介入で，不正咬合を予防したい．多くの成人矯正治療患者を診ていると，もっと早く問題に気づいて，適切な対応をしてあげられれば良かったのに，と思うことがよくある．う蝕治療の経験があり歯科医にかかったことがあるはずなのに，不正咬合の問題点に気づかなかったか，気づいても対応してもらえなくて難しい症例へと発展していることを残念に思う．"予防は治療に優る"という言葉は，患者さんにとっても医療者側にとっても，大切にしたい言葉である．

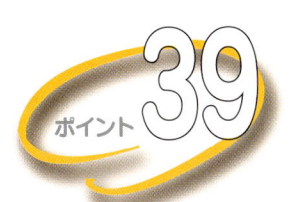

ポイント39 信頼される歯科医師に

「先生のおかげで，こんなに健康で，きれいな歯の大人に成長することができました」と，患者さんやご家族に喜んでもらえることほど，ホームドクターとして，学校歯科医としてうれしいことはないだろう．逆に「ずっと定期健診のために歯科医院には通っていたのに，なぜ教えてくれなかったのだろう．学校健診で不正咬合とチェックされなかったのはなぜ？」と，初診相談で不満そうに質問される患者さんに遭遇することがある．その際には「まだまだ判断基準が明らかにされていないのが現状なので」とご説明して，納得いただくのに苦労する．

歯並びへの関心が高まる現在，う蝕と歯周病の予防だけでなく，不正咬合への適切なアドバイスもできるということは，信頼される歯科医師としての重要な要素のひとつだと考える．

「子どもたちの負担を最小限に抑え，最大限の利益をもたらしてあげることができる医療」．そんな医療を展開していきたい．

参考文献

1. 向井美惠（編著）．乳幼児の摂食指導．お母さんの疑問にこたえて．東京：医歯薬出版，2000．
2. 滝川雅之，野本知佐（編著）．妊婦の歯科治療とカウンセリング．大阪：東京臨床出版，2004．
3. 佐々木洋，田中英一，菅原準二（編著）．口腔の成育をはかる．第1巻．こんな問題に出会ったら．東京：医歯薬出版，2003．
4. 佐々木洋，田中英一，菅原準二（編著）．口腔の成育をはかる．第2巻．具体例から実感する成育のマインドとストラテジー．東京：医歯薬出版，2004．
5. 佐々木洋，田中英一，菅原準二（編著）．口腔の成育をはかる．第3巻．セカンドステージへのステップアップ．東京：医歯薬出版，2004．
6. 三輪康子，大野粛英，入江牧子，福田美保子（著），長嶋八千代（絵）．ゆびしゃぶりやめられるかな．東京：わかば出版，1989．
7. Proffit W R, Fields H W Jr, Saver D M. Contemporary Orthodontics. 4th ed. St. Louis：Mosby, 2007.
8. Proffit W R（著），高田健治（訳）．新版 プロフィトの現代歯科矯正学．東京：クインテッセンス出版，2004．
9. 形浦昭克（編）．扁桃．50のQ&A．東京：南山堂，1988．
10. 鈴木尚．骨は語る 徳川将軍・大名家の人びと．東京：東京大学出版会，1985．
11. Sassouni V, Forrest E J. Orthodontics in Dental Practice. St. Louis：Mosby, 1971.
12. Price W A（著），片山恒夫（訳）．食生活と身体の退化．大阪：豊歯会刊行部，栄光出版社，1978．
13. 全国小児歯科開業医編集協力委員会（編）．歯科医院のフード・カウンセリング．大阪：東京臨床出版，2003．
14. 市来英雄．食の摩訶不思議．大阪：東京臨床出版，2008．
15. 髙橋未哉子．口腔筋機能療法の実際．指導のポイントとその効果．東京：クインテッセンス出版，1991．
16. 山口秀晴，大野粛英，佐々木洋，Zickefoose W E, Zickefoose J（監修）．口腔筋機能療法（MFT）の臨床．東京：わかば出版，1998．
17. 髙橋未哉子．口腔筋機能療法ワークブック．したのくせ．東京：クインテッセンス出版，1991．
18. Rakosi T, Jonas I, Graber T M. Thomas Color Atlas of Dental Medicine Orthodonic-Diagnosis. New York：Thieme Medical Publishers Inc, 1993.
19. Dolce C, McGorray S P, Brazeau L, King G J, Wheeler T T. Timing of Class Ⅱ treatment：Skeletal changes comparing 1-phase and 2-phase treatment. AJODO 2007；132：481-489.
20. Tulloch J C F, Proffit W R, Phillips C. Outcomes in a-2 phase randomized clinical trial of early class Ⅱ treatment. AJODO 2004；125：657-667.
21. Johnston E L. Early treatment 2005：Déjà vu all over again. AJODO 2004；S45-S46：90.
22. Proffit W R. The timing of early treatment：An overview. AJODO 2004；S47-S49.
23. McNamara J A Jr. Long-term adaptations to changes in the transverse dimension in children and adolescents：An overview. AJODO 2004；S71-S74.
24. Dugoni S, Aubert M, Baumrind S. Differential diagnosis and treatment planning for early mixed dentition malocclusions. AJODO 2004；S80-S81.
25. Bishara S E. Class Ⅱ Malocclusions：Diagnostic and Clinical Considerations With and Without Treatment. Semin Orthod 2006；12：11-24.
26. Baccetti T, Franchi L, McNamara J A Jr. Cephalometric variables predicting the long-term success or failure of combined rapid maxillary expansion and facial mask therapy. AJODO 2004；126：16-22.
27. Rabie A B M, Wong L, Tsai M. Replicating mesenchymal cells in the condyle and the glenoid fossa during mandibular forward positioning. AJODO 2003；123：49-57.
28. Patti A, D'Arc G P. Clinical success in Early Orthodontic Treatment. Paris：Quintessence Pub., 2005.
29. Proffit W R, White R P Jr, Sarver D M. Contemporary Treatment of Dentofacial Deformity. St. Louis：Mosby, 2003.
30. 渡辺修，森脇以倶子．舌挙上による下顎骨への整形的効果と歯列弓の変化．バイオプログレッシブ・スタディクラブ会誌 1999；13：9-20．
31. 祖父江鎮雄，長坂信夫，中田稔（編集）．新小児歯科学．東京：医歯薬出版，2001．
32. McNeill C（著）．杉崎正志，藤井弘之（監訳）．TMD治療の最新ガイドライン．米国AAOP学会による分類・評価・管理の指針．東京：クインテッセンス出版，1993．
33. 大西正俊，飯塚忠彦，亀山洋一郎，渡辺誠，丸山剛郎（監修），日本顎関節学会（編）．顎関節症．東京：永末書店，2003．
34. McNeill C（監修）Goddard G，和嶋浩一，井川雅子（著）．TMDを知る．最新顎関節症治療の実際．東京：クインテッセンス出版，1997．
35. Okeson J P（著），矢谷博文，和嶋浩一（監訳）．Okeson TMD．原著 第5版．東京：医歯薬出版，2006．
36. 榎本昭二，依田哲也．顎関節症の診断と治療．東京：医歯薬出版，1998．
37. Okeson J P. Management of Temporomandibular Disorders and Occlusion. 3rd ed. Mosby-Year Book. St. Louis：Mosby, 1993.
38. Christiansen E L and Thompson J R. Temporomandibular Joint Imaging. Mosby Year Book. St. Louis：Mosby, 1990.
39. McNamara JA Jr, Seligman DA, Okeson JP. Occlusion, Orthodontic treatment, and temporomandibular disorders：A review. J Orofac Pain 1995；9：73-90.
40. 妹尾弘子，松田秀司，金月章，吉村安郎．若年発症顎関節症におけるMRI所見と臨床症状との比較．日顎誌 1997；9：387-396．
41. 川端真一，山田一尋，町田直樹，中村順一，川原一郎，晝間康明，相原義憲，森田修一，花田晃治．矯正患者における顎関節症に関するアンケート調査．日顎誌 1996；8：194-204．

42. 瀬田誠, 町野守, 寺坂弘司, 藤沢盛一郎. 中学生の3年間における顎関節健診結果. 日顎誌　2001；13：234-242.

43. 松田秀司, 妹尾弘子, 金月章, 吉村安郎. MRIにて非復位性関節円板前方転位を認めた若年発症顎関節症の保存療法による臨床経過. 日顎誌　1999；13：36-40.

44. 駒井伸也. 歯の咬耗と下顎位に関するX線学的研究. 日顎誌　2001；13：58-65.

45. Randolph C S, Greene C S, Moretti R, Forbes D, Perry H T. Conservative management of temporomandibular disorders：A post treatment comparison between patients from a university clinic and from private practice. AJODO 1990；98：77-82.

46. Kremenak C R, Kinser D D, Harman H A, Menard C C, Jakobsen J R. Orthodontic risk factors for temporomandibular disorders (TMD). I：Premolar extractions. AJODO 1992；101：13-20.

47. McNamara J A Jr. Orthodontic treatment and temporomandibular disorders. Oral Surg Oral Med Oral Pathol Oral Radiol Endod 1997；83：107-117.

48. McLaughlin R P, Bennett J C. The extraction-nonextraction dilemma as it relates to TMD. Angle Orthod 1995；65：175-186.

49. Sondhi A. Current Concepts in the Orthodontic Management of Patients with TM Disorders. Course Shrubs Tokyo：3M-Unitek, 1998.

50. Bratthall D(著). 柳澤いづみ, 鈴木章, 眞木吉信(訳編). カリエスリスク判定のてびき. 東京：エイコー(EIKO CORPORATION), 1994.

51. 井上裕子(作), 夏目洋一郎(絵). どうしてむしばになるの？. 東京：岩崎書店, 2000.

52. 花田信弘(監修), 今井奨, 西沢俊樹, 福島和雄, 武笠英彦(編集). ミュータンスレンサ球菌の臨床生物学. 臨床家のためのマニュアル. 東京：クインテッセンス出版, 2003.

53. 熊谷崇, 熊谷ふじ子, 藤木省三, 岡賢二. クリニカルカリオロジー. 東京：医歯薬出版, 1996.

54. 花田信弘(監修), 今井奨, 寒河江登志朗. これからの虫歯予防. 東京：砂書房, 1997.

55. 服部祥子. 親と子. アメリカ・ソ連・日本. 新潮選書. 東京：新潮社, 1985.

56. 服部祥子. 精神科医の子育て論. 新潮選書. 東京：新潮社, 1991.

57. 服部祥子. 子どもが育つみちすじ. 愛と英知の親子学. 大阪：朱鷺書房, 1989.

58. 井上裕子, 田村康治(監修), 池田市歯科医師会 母親Q&A検討委員会(編著). すぐに役立つ 歯育て支援Q&A. お母さんたちからの194の質問に答えて. 東京：クインテッセンス出版, 2005.

59. 齋藤清二, 岸本寛史. ナラティブ・ベイスト・メディスンの実践. 東京：金剛出版, 2003.

60. 齋藤清二.「健康によい」とはどういうことか. ナラエビ医学講座. 東京：晶文社, 2005.

著者紹介

井上 裕子（いのうえ・やすこ）

■ 活動の紹介
　学会の委員会活動歴
　　日本矯正歯科学会：専門医制度検討委員会，認定委員会，国際渉外委員会の各委員
　　日本臨床矯正歯科医会：学術委員会，渉外委員会の各委員，編集委員会の委員長
　歯科医師会・学校歯科医会の活動歴
　　池田市歯科医師会：学術部長，公衆衛生部長，副会長
　　池田市禁煙推進ネットワーク：事務局長
　　大阪府学校歯科医会：普及指導部部員
　ボランティア活動
　　池田ロータリー・クラブ，青空塾 http://www.aozora-nakanuki.com/

■ 著　書
　どうしてむしばになるの．岩崎書店，2000．／口腔の成育をはかる．第2巻．医歯薬出版（分担執筆），2004．／すぐに役立つ 歯育て支援Q&A—お母さんたちからの194の質問に答えて—．クインテッセンス出版，2005．

■ 矯正歯科医としての背景—HPより—

　筆者の矯正学の基本は大阪大学歯学部矯正学講座での10年間にあり，当時の作田 守教授をはじめ，講座の先生がたから多くを学ばせていただきました．また，研究面では京都大学工学部の堤 定美教授に矯正治療における力学の基本，科学に対する考え方，研究の楽しさを教えていただき，さらに，米国のバーストン教授の矯正力に関する論文にも多大な影響を受け，ご指導もいただき，たいへんお世話になりました．

　開業後は，講習会に出かけることで今まで知らなかった世界が広がり，演者を初め参加者の先生がたからもいろいろと教えていただきました．とくに，アレキサンダー先生にはどれ一つとして平易な症例はないこと，患者の協力を得ることの大切さを，キム先生にはMEAWテクニックを学びました．ロス先生には顎のズレをチェックしておくことの重要性，グジノ先生には鼻呼吸障害などの発育を妨げる要因を早期に取り除くことの重要性，ローヒット先生には，それぞれの歯を移動する際の力学的考え方のエッセンスを教えていただきました．サンディ先生からは顎関節治療だけでなく，毎日の診療の効率化についても学び，米国のオフィスを何度も見学させていただいて，筆者の診療所を改善してきました．熊谷 崇先生からはう蝕予防の原点を，小野善弘先生からは矯正治療の前後における歯周病の管理の大切さを学び，ズィックフーズ先生ご夫妻には舌や口唇の悪習癖がいかに歯列に悪い影響を与えるかに気づかせていただき，口腔周囲筋機能療法を手がけるようになりました．

　この他にも，数多くの先生がたのご指導のお陰で現在の私が存在します．これらを総括し，患者さんの声にも耳を傾け，適切な判断で患者さんにもっとも適した治療法が選択できるようにと毎日心がけています．矯正歯科は実に奥が深く，さらに解明されていくべき部分がたくさんあります．また，子どもたちを取り巻く環境が複雑になるにつれ，心理学やカウンセリングの勉強も深めていく必要性を感じています．最小の負担で最大の利益をもたらすことのできる医療を追求していきたいと思っています．

著者略歴

■略　歴
1980年　大阪大学歯学部卒業，弓倉賞受賞，歯科矯正学講座入局
1989年　大阪大学歯学博士取得
1990年　大阪府池田市石橋でイノウエ矯正歯科*開業
*http://www.inouekyousei.or.jp/

■学会・大学関係の資格
日本矯正歯科学会：認定医，指導医，専門医
王立エディンバラ大学：MOrthRCS(Ed)（認定矯正専門医）

■所属学会・研究会
国内関係：日本顎関節学会，日本顎変形症学会，日本口蓋裂学会，日本口腔筋機能療法研究会，日本ヘルスケア歯科研究会ほか
国際関係：American Association of Orthodontists, World Federation of Orthodontists, Royal College of Surgeons of Edinburgh, World Dental Federation ほか

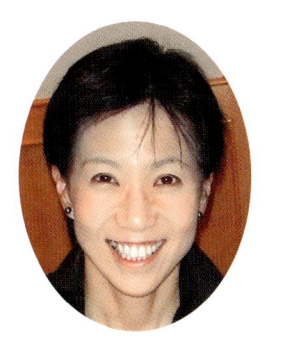

著者近影

子どもの不正咬合
——一般歯科医に伝えたい考え方と早期発見のポイント39——

2009年4月10日　第1版第1刷発行
2015年2月10日　第1版第4刷発行

著　　者　井上　裕子（いのうえ　やすこ）

発 行 人　佐々木　一高

発 行 所　クインテッセンス出版株式会社
　　　　　東京都文京区本郷3丁目2番6号　〒113-0033
　　　　　クイントハウスビル　電話（03）5842-2270（代表）
　　　　　　　　　　　　　　　（03）5842-2272（営業部）
　　　　　　　　　　　　　　　（03）5842-2279（書籍編集部）
　　　　　web page address　http://www.quint-j.co.jp/

印刷・製本　サン美術印刷株式会社

©2009　クインテッセンス出版株式会社
Printed in Japan

禁無断転載・複写
落丁本・乱丁本はお取り替えします
ISBN978-4-7812-0071-2　C3047

定価はカバーに表示してあります

子育て中の保護者からの質問に的確に答えるために

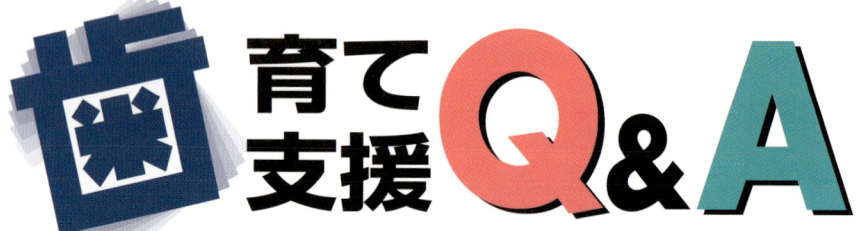

すぐに役立つ 歯育て支援Q&A
お母さんたちからの194の質問に答えて

《監修》井上裕子／田村康治
《編著》池田市歯科医師会 母親Q&A検討委員会

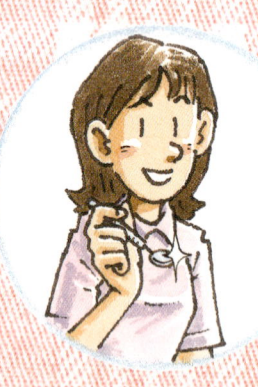

CONTENTS
- 第1章　う蝕予防
- 第2章　う蝕治療
- 第3章　乳歯外傷
- 第4章　妊娠期
- 第5章　授乳期
- 第6章　悪習癖
- 第7章　咀嚼・摂食・嚥下
- 第8章　解剖学的問題
- 第9章　歯並び・矯正治療
- 第10章　着色
- 第11章　口腔関連その他
- 第12章　いやがる時はどうすればよい？
- 第13章　歯科医のかかり方
- 第14章　健診結果との相違

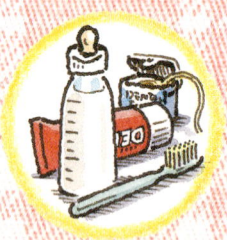

診療室やスタッフルームに備えておきたい回答集

- 大阪池田市歯科医師会会員が実際に受けた300以上の質問を厳選、臨場感に富んだ194の質問に回答。
- 両親の気持ちに寄り添いながら協議を重ねて練り上げ、吟味された、わかりやすい回答。
- あらゆる質問を項目別に整理した目次は、索引機能も果たし、今すぐ知りたい回答が得られる。

● サイズ：A4判変型　● 56ページ　● 定価　本体2,600円（税別）

クインテッセンス出版株式会社
〒113-0033　東京都文京区本郷3丁目2番6号　クイントハウスビル
TEL. 03-5842-2272（営業）　FAX. 03-5800-7592　http://www.quint-j.co.jp/　e-mail mb@quint-j.co.jp